III. Die Hypochromanämien

Von

Ludwig Heilmeyer

Mit 28 Abbildungen

ISBN 978-3-662-40907-7   ISBN 978-3-662-41391-3 (eBook)
DOI 10.1007/978-3-662-41391-3

1. Allgemeines und Einteilung

In dieser Gruppe fassen wir eine große Zahl ätiologisch vielseitiger Anämien zusammen, die aber in bezug auf ihre Morphologie und hinsichtlich ihrer Pathogenese eine gewisse Einheit bilden. Morphologisch sind sie durch das Symptom eines herabgesetzten Hb-Gehalts des Einzelerythrocyten und meist auch einer herabgesetzten Hb-Sättigung gekennzeichnet. Das bedeutet, daß im Vordergrund der Erscheinung eine *Störung der Hb-Bildung* und nicht der Zellbildung steht. Es handelt sich um *Farbstoffanämien* im Gegensatz zur *Zellanämie*, wie sie sich etwa im Morbus Biermer repräsentiert. Außer dem Färbeindex ist das Zellvolumen fast immer vermindert. Volumina von 50—70 μ^3 bilden die Regel. Viel weniger gesetzmäßig verhält sich der Erythrocytendurchmesser; es finden sich neben mikrocytären normocytäre oder leicht makrocytäre Formen. Fast regelmäßig dagegen liegt eine Verminderung der Zell*dicke* vor. Der sphärische Index ist unternormal. Die dünnen Zellen (Planocyten) zeigen auch im gefärbten Blutausstrich eine mangelhafte Hb-Füllung. Sie sind wie ein schlecht gefüllter Beutel in der Mitte zusammengefallen und bilden eine weiße Delle, die in den schwersten Fällen nur von einem dünnen Farbring umgeben ist (Pessarformen oder Anulo-

Hypochrome Anämien

I. Eisensensible A.= Eisenmangelanämien
(Chron. Blutungsanämie, hypochrome Schwangerschaftsanämie
Eisenmangelanämie des Kleinkindes
Essentielle hypochrome Anämien
(Chlorose und Spätchlorose)

II. *Eisenrefraktäre (hypochrome) Anämien*.

mit *Hypersiderämie*
1. *Thalassämie* = Störung der Globinsynthese
2. *Sideroachrestische Anämien*, essentielle und symptomatische = Störung der Hämsynthese
3. Hypochrome hyposiderämische Anämie mit Störung des Eisenstoffwechsels der Reticulumzellen

mit *Hyposiderämie*
4. *Atransferrinämie* = Störung des Eisentransportes
5. *Hypochrome Infektanämie* (Störung der Eisenmobilisation im RES
6. C-Avitaminose (Störung der Eisenmobilisation im RES)

cyten, Abb. 4, S. 19). Manchmal findet sich in der Zellmitte noch ein Hb-Rest. Dann spricht man von Schießscheiben oder Targetzellen. Hinter der *morphologischen Einheit* der hypochromen Anämien steht die *pathogenetische Einheit* einer *Störung der Hämoglobinsynthese*.

Während noch in der letzten Auflage dieses Handbuches diese Störung der Hb-Synthese einheitlich auf einen Mangel an Eisen ursächlich zurückgeführt werden konnte, hat die neuere Anämieforschung weitere andersartige Störungen der Hämsynthese aufgedeckt, die dasselbe morphologische Bild einer hypochromen Anämie erzeugen. Sie sind durch ein gegenüber der *Eisentherapie refraktäres* Verhalten gekennzeichnet. Wenn diese Fälle auch selten sind, so müssen sie doch als besondere Gruppe von den eisensensiblen Anämien abgegrenzt werden. Diese 2. Gruppe der *eisenrefraktären hypochromen Anämien* zerfällt bereits wiederum in verschiedene Untergruppen, so daß sich vorstehende Einteilung (S. 14) der hypochromen Anämien ergibt.

2. Die Eisenmangelanämie

Historisches. Obwohl die Kenntnis der Ansprechbarkeit von manchen Anämien auf Eisengaben uralt ist und bis in die Antike zurückreicht, war die Kenntnis des Eisenmangels als Ursache solcher Anämien bis zum Jahre 1936 nicht geklärt. Es hat zwar nicht an Vermutungen und theoretischen Überlegungen gefehlt, in der Eisenmangel als Ursache dieser Anämien angesprochen wurde. Bewiesen war diese Ansicht jedoch nicht. Im Gegenteil wurde in der Zeit der klassischen Medizin des 19. und beginnenden 20. Jahrhunderts die Annahme eines Eisenmangels als Ursache von Anämien als unwahrscheinlich zurückgewiesen. So hat MORAWITZ in der 2. Auflage dieses Handbuchs der inneren Medizin den Satz ausgesprochen, daß ein Eisenmangel für Entstehung der Chlorose nicht in Frage kommen könne, „da stets genügend Eisen in der Nahrung enthalten sei". Dieselbe Auffassung findet sich bei dem bekanntesten Hämatologen der damaligen Zeit OTTO NAEGELI, der in der 5. Auflage seines Buches über „Blutkrankheiten und Blutdiagnostik" die Chlorose als Folge innersekretorischer Störungen, besonders der Ovarien, ansah und die hervorragende Eisenwirkung bei dieser Anämie mit einer Reizwirkung des Eisens auf das Knochenmark erklärt, welches nur bei gestörter Regulation anspreche, da er bei Gesunden keine Wirkung sehe. „Dies sind weitere Beweise für die Reizwirkung des Eisens bei Anämie. Denn normal tätige Organe in guter Regulation sprechen auf Reizmittel nicht an, wie auch viele Mittel die normale und gut regulierte Körpertemperatur nicht beeinflussen." Auch die Entdecker der essentiellen hypochromen Anämie (KAZNELSON, REIMANN und WEINER 1929) hielten nicht einen Eisenmangel, sondern eine gastrogene Intoxikation für die Ursache der Krankheit. Nach ihrer Meinung wirkt das Eisen hier nur deswegen heilend, weil es die bakteriellen Verhältnisse im Darmkanal beeinflusse. Noch 1934 schreibt SCHULTEN in seiner zusammenfassenden Arbeit über diese Anämie, daß als Ursache neben einer familiären Disposition innersekretorische Einflüsse der Geschlechtsdrüsen, Besonderheiten der Ernährung und die Achylie in Frage kommen, wobei auch der Eisenmangel u. a. als mögliche Ursache erwähnt wird. „Das Schwinden fast aller Erscheinungen nach Eisenzufuhr macht es wahrscheinlich, daß hier eine echte Ersatztherapie getrieben wird, d. h. daß bei der Anämie irgendwie im Organismus ein Eisenmangel besteht. *Bewiesen ist auch diese Annahme noch nicht.*" Dieselbe Mutmaßung findet sich auch in den USA bei DAMESHEK: *"This anemia may be to a virtual deficiency subsequent to inadequate digestion of organic iron."* M. B. SCHMIDT (1928), der eine glänzende Studie über den experimentellen Eisenmangel bei Mäusen gemacht hat, schließt seine Arbeit mit dem Satz, daß beim Menschen ein Eisenmangel nicht vorkomme. Eine endgültige Klärung der Eisenmangelnatur der eisenempfindlichen Anämien konnte erst erfolgen, nachdem neue Methoden die Untersuchung des zirkulierenden Plasmaeisens ermöglichten. Nach einigen methodischen, noch nicht genügenden Vorarbeiten von FONTÈS und THIVOLLE, sowie von THOENES und ASCHAFFEN-

BURG, haben HEILMEYER und PLÖTNER die heute mit geringer Modifikation fast in allen Laboratorien der Welt benützte exakte Bestimmungsmethode für das Plasmaeisen entwickelt (1936). Diese Autoren konnten nachweisen, daß ausnahmslos alle Anämien, welche auf Eisentherapie ansprechen, mit einem stark verminderten Plasmaeisengehalt einhergehen, während andere Anämien, welche nicht auf Eisen reagieren, ein normales oder erhöhtes Serum-Eisen aufweisen. Weiterhin konnten sie zeigen, daß bei den Eisenmangelanämien injiziertes Eisen sehr viel rascher die Blutbahn verläßt als bei Gesunden oder anderen Anämieformen. Bei den ,,achylischen Chloranämien" konnten sie eine verschlechterte Aufnahme des Eisens aus dem Magen-Darm-Kanal nachweisen. Aus all diesen Versuchen gelangten sie überzeugend zu der Auffassung, daß die ganze Gruppe der eisenempfindlichen hypochromen Anämien auf einem *echten Eisenmangel* beruhen. Diese Befunde wurden in der Folgezeit von MOORE u. Mitarb. in Amerika (1937) sowie von SKOUGE (1939) in Norwegen voll bestätigt und später von allen anderen Nachuntersuchern in allen Teilen der Welt anerkannt. Ein Jahr nach der ersten Mitteilung von HEILMEYER und PLÖTNER 1936 erschien die Arbeit von REIMANN et al. (1937), worin die Autoren zeigen, daß bei den eisenempfindlichen Anämien ,,eine gesteigerte Eisenaufnahme aus dem Darm" stattfindet und daß ein Teil des vermehrt aufgenommenen Eisens im Körper retiniert und für den Aufbau von Hb benützt wird. Der daraus abzuleitende Schluß, daß die Ursache der eisenempfindlichen Anämien ein Eisenmangel sei, wird aber noch nicht ausgesprochen.

Vorkommen und Verbreitung. Die Eisenmangelanämien bilden die Hauptmasse aller hypochromen Anämien. Sie gehören wahrscheinlich zu den häufigsten Anämieformen überhaupt. Statistisch wurde der Anteil des Eisenmangels an der Ursache der Anämien zwischen 20—95% (Bericht der Weltgesundheitsorganisation 1959) je nach Autor und Gegend gefunden. In der Klinik von CROIZAT, Lyon, fanden sich unter 1675 Anämien 410 Fälle von hypochromer Anämie, von denen 90% auf Eisenmangel beruhten (BELL 1959). Sie machten 2,8% des gesamten Krankengutes der Klinik aus und waren damit ebenso häufig wie Magenkrebs oder Lebercirrhose. Unter den Anämien der Kleinkinder haben die Eisenmangelanämien einen Anteil von 25—50% (DAVIS et al. 1960, QUEST u. BROWN 1959). In Süd-Wales haben 14% aller Frauen nach der Menopause einen Hb-Gehalt unter 12 g-% (KILPATRICK u. HARDISTY 1961). WALDENSTRÖM (1946) fand unter der weiblichen Bauernbevölkerung im Gebiet von Uppsala bei einem Drittel der vermeintlich gesunden Frauen verminderte Hämoglobin- und Serum-Eisenwerte. 11% dieser Frauen hatten eine manifeste hypochrome Anämie. Ähnliche Ergebnisse erhielten SEIBOLD u. Mitarb. (1965). Sie fanden in 13,9% jüngerer Frauen in Südbayern eine manifeste Eisenmangelanämie, bei weiteren 64,7% einen larvierten Eisenmangel!

Noch größer ist die Verbreitung der Eisenmangelanämien in den tropischen Ländern. Auf der Insel Mauritius sind 50% der Bevölkerung anämisch (Bericht der Weltgesundheitsorganisation 1959). In Indien, Ceylon und Portugiesisch-Ostafrika fanden sich bei 3—11% der Bevölkerung Anämien und davon 85% auf der Grundlage eines Eisenmangels (FOY u. KONDI, 1957). Auf den Philippinen wurden ähnliche Verhältnisse gefunden (STRANSKY u. DAVIS-LAWAS, 1948). Diese Zahlen beweisen die außerordentliche Verbreitung der Eisenmangelanämien, besonders in den unterentwickelten und tropischen Ländern. Wahrscheinlich beruht die hohe Sterblichkeit in diesen Gebieten auf Eisenmangel und der dadurch bedingten Resistenzlosigkeit (Bericht der Weltgesundheitsorganisation 1959). Die Häufigkeit der Eisenmangelanämien bedingt auch Arbeitsausfälle und erhebliche wirtschaftliche Schäden (Bericht der Weltgesundheitsorganisation

1959), so daß der Eisenmangel ein wichtiges Problem des öffentlichen Gesundheitswesens, besonders in den Tropen, darstellt.

Alter und Geschlecht. Es ist einleuchtend, daß die Frau infolge des physiologischen Lochs im Eisenhaushalt, das durch die Menstruationsblutung gegeben ist, viel häufiger an Eisenmangel erkrankt als der Mann. Dies gilt sowohl für die „idiopathischen" Formen der Eisenmangelanämie, wie für die chronischen Blutungsanämien. Auch hierbei prävaliert das weibliche Geschlecht durch die viel häufigeren Blutverluste, welche durch eine zu starke Menstruationsblutung

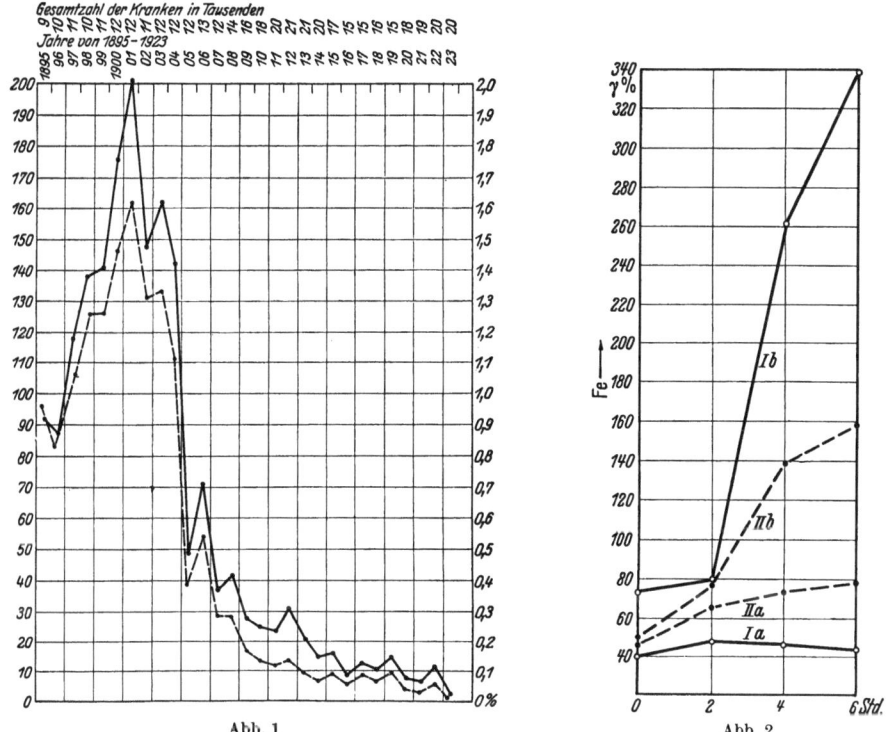

Abb. 1. Chlorosefrequenz im Allgemeinen Krankenhaus St. Georg, Hamburg (nach BÜRGER)
Abb. 2. Eisenresorption bei zwei Fällen von Chlorose vor und nach Eisenbehandlung

gegeben sind. Variiert doch schon der normale Eisenverlust durch die Menstruation zwischen 30—100 mg. Dazu kommen die zahlreichen weiteren Möglichkeiten genitaler Blutverluste, die beim Manne fehlen.

Die idiopathischen Eisenmangelanämien sind beim Manne extrem selten, soweit sie überhaupt vorkommen (s. S. 33). Beim weiblichen Geschlecht haben sie zu einer Zeit, in welcher die Eisenmangelnatur dieser Erkrankung noch ungeklärt war, zu eigenen Krankheitsbegriffsbildungen geführt. Hierher gehört der Begriff der *Chlorose (Morbus Virgineus)*, eine Erkrankung, welche um die Jahrhundertwende außerordentlich verbreitet war, ohne daß wir sicher wissen warum. Diese Erkrankung der jungen Mädchen im Alter zwischen 17 und 25 Jahren war um das Jahr 1900 ganz außerordentlich verbreitet. Seitdem nimmt die Erkrankung ständig ab, wie eine Statistik des Allgemeinen Krankenhauses St. Georg in Hamburg eindrucksvoll zeigt (Abb. 1). Zweifellos spielten beim Zustandekommen der Chlorose, welche in der Zeit eines gesteigerten Wachstums bei gleichzeitig einsetzenden Menses auftritt, Ernährungsfaktoren eine wichtige Rolle.

2a Handbuch der inneren Medizin, Bd. II/2, 5. Aufl.

Daneben scheint das klösterliche Leben der jungen Frauen der damaligen Zeit, sowie das den Magen einzwängende Korsett, ferner die Eisenarmut der damals ebenfalls häufig bleichsüchtigen Mütter eine zusätzliche Rolle gespielt zu haben. Wir konnten in zwei Fällen von echter Chlorose eine reversivle Eisenresorptionsstörung nachweisen (HEILMEYER 1938, Abb. 2).

Betraf die Chlorose junge Mädchen, so wurde das Krankheitsbild der *achylischen Chloranämie* oder *essentiellen bzw. idiopathischen hypochromen Anämie* auch als *Spätchlorose* bezeichnet, bei älteren Frauen, gegen Ende der geschlechtsreifen Periode beobachtet. Auch beim Zustandekommen dieser Eisenmangelanämieform sind alimentäre Faktoren sicherlich wesentlich beteiligt. Die Eisendepots sind durch mangelhafte Zufuhr sowie durch den gesteigerten Eisenverbrauch der geschlechtsreifen Frau, durch Menstruation, Schwangerschaft, Lactation und Wochenbett, allmählich erschöpft, und so kommt es schließlich zur „*späten Chlorose*". Ein Beweis für die Bedeutung von Nahrungsfaktoren

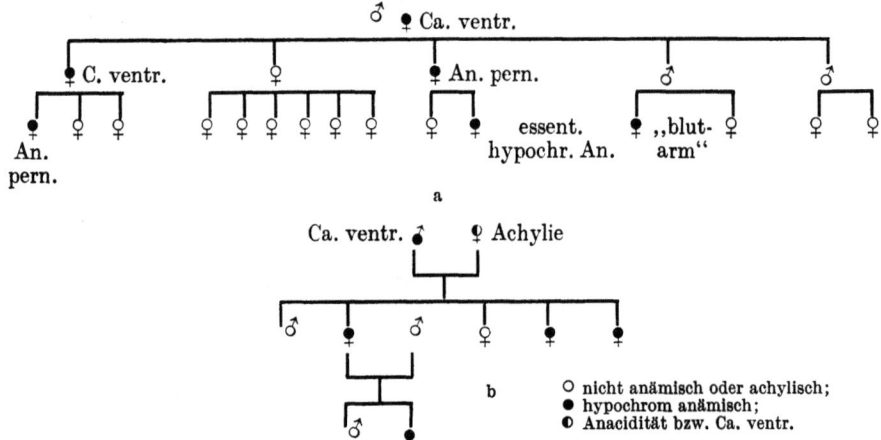

Abb. 3. Stammbaum von zwei Familien mit Eisenmangelanämie

kann darin gesehen werden, daß besonders die ärmeren Bevölkerungsschichten vorzugsweise befallen werden (DAVIDSON und FULLERTON 1938). Ein weiterer Faktor ist die häufige Anacidität dieser Fälle, welcher der Krankheit auch den Namen *achylische Chloranämie* eingetragen hat. Dabei liegt eine verminderte Eisenresorption vor, wie HEILMEYER schon 1936 zeigen konnte. Schließlich spielen beim Zustandekommen dieser idiopathischen Eisenmangelanämien auch hereditäre Faktoren herein, wie ein Blick auf Abb. 3 zeigt. (Ausführliche Literatur über diese Formen der Eisenmangelanämien s. in der letzten Auflage des Handbuchs 1951.)

Was die *Altersverteilung* der Eisenmangelanämie betrifft, so haben wir eine gewisse Häufung in den kritischen Zeitpunkten des Eisenstoffwechsels, nämlich in der frühen Kindheit, besonders im ersten Lebensjahr, wenn die von der Mutter mitgegebenen Eisendepots sich erschöpfen. Im Alter zwischen $1/2$—3 Jahren zeigen die meisten Kinder einen mehr oder weniger ausgeprägten Eisenmangel, der in etwa 10—20% zur Anämie führt. Die Ursache liegt in der Eisenarmut der Milch, welche der Hauptnahrungsstoff dieser Altersperiode ist. (Näheres darüber s. auch Kapitel Kinderanämien in diesem Handbuch.)

Eine zweite Periode betrifft die geschlechtsreife Frau zwischen 17 und 45 Jahren. Nach der Menopause nehmen die Eisenmangelanämien wesentlich ab ohne ganz zu fehlen, wie besonders LANGE neuerdings gezeigt hat (LANGE 1958).

Das klinische Bild der Eisenmangelanämie. Die *Anamnese* der Eisenmangelanämie deckt sich weitgehend mit der aller übrigen Anämien, doch stehen bestimmte Symptome im Vordergrund, so die auffallende *Müdigkeit* und *Schlappheit*, die stärker ist, als dem Grad der Anämie entspricht, ebenso Schlafstörungen, geistige Ermüdbarkeit, Konzentrationsschwäche. Manche Fälle klagen schon frühzeitig über Störungen von seiten des Magen-Darm-Kanals, wie Appetitlosigkeit, Übelkeit, aber auch Anfälle von Heißhunger, ferner Flatulenz oder Verstopfung, sowie schmerzhafte Empfindungen in der Mundschleimhaut. Ein besonderes Charakteristikum mancher Fälle von Eisenmangelanämie ist die *Dysphagie*. Unter den Appetitstörungen sind die *Gelüste der Sideropenen* (Pica), besonders auffallend. Ihre Kenntnis war früher allgemein verbreitet. GLEDITSCH in Norwegen (1959) fand bei 21 von 24 untersuchten weiblichen Patienten mit Eisenmangelanämie einen unwiderstehlichen Drang nach Teigwaren, Brot, Hefe-

Abb. 4. Blutausstrich bei Eisenmangelanämie

flocken, daneben aber auch nach Kreide (!), Kaffeebohnen, Mandeln und sogar nach Papier, das von solchen Patientinnen verzehrt wurde. Diese Suchtsymptome verschwinden wenige Tage nach Beginn einer erfolgreichen Eisentherapie. Auch WALDENSTRÖM (1964) weist neuerdings auf dieses vergessene Symptom des Eisenmangels hin. Vielleicht sind die sehr ähnlichen Symptome bei den Schwangeren auf den dabei häufig auftretenden Eisenmangel zu beziehen.

Symptomatik. Im Vordergrund stehen die Blutveränderungen. Das rote Blutbild zeigt alle Merkmale der hypochromen Anämie mit Pessarformen (*Anulocyten*, vereinzelt auch mit *Target-Zellen*, Anisocytose und Poikilocytose (Abb. 4). Häufig besteht eine Mikrocytose, jedoch ist diese keineswegs obligat. Es gibt auch makrocytäre Formen des Eisenmangels mit Hypochromie. Die Price-Jones-Kurve zeigt eine starke Verbreiterung der Basis, häufig mit Linksverschiebung, aber auch mit Rechtsverschiebung des Gipfels (Abb. 5). Charakteristisch ist die stärkere Herabsetzung des Hämoglobins als der Erythrocyten. Es gibt auch Fälle von Eisenmangelanämien mit völlig normalen Eyrthrocytenzahlen bei herabgesetzten Hämoglobinwerten (Hypochromie isolé). Neben der Herabsetzung des Hämoglobingehaltes des Einzelerythrocyten (=HbE, durchschnittlich zwischen $20-25\,\gamma/\gamma$), ist auch der *Hämoglobinsättigungsindex*, der sich auf das Erythrocytenvolumen bezieht, stark herabgesetzt (GREIF 1954; = Oligochromie). Daneben besteht eine ausgesprochene *Mikrovolämie* und *Leptocytose*, wie das Nomogramm einer Eisenmangelanämie von v. BOROVICZÉNY zeigt (Abb. 6). Die Herabsetzung von Hämoglobin und Erythrocyten betrifft alle Grade von

Werten, die gerade noch mit dem Leben zu vereinbaren sind (1,5—2 g-% Hb und 0,5 Mill. Ery.). Die Reticulocyten sind in normaler oder herabgesetzter Zahl meist mit deutlicher Linksverschiebung (in Richtung der Gruppen I—II nach HEILMEYER) vorhanden, soweit keine Blutung vorliegt. Nach einer frischen Blutung steigt die Reticulocytenzahl an. Kernhaltige Rote werden nur in seltenen Fällen im peripheren Blut gesehen.

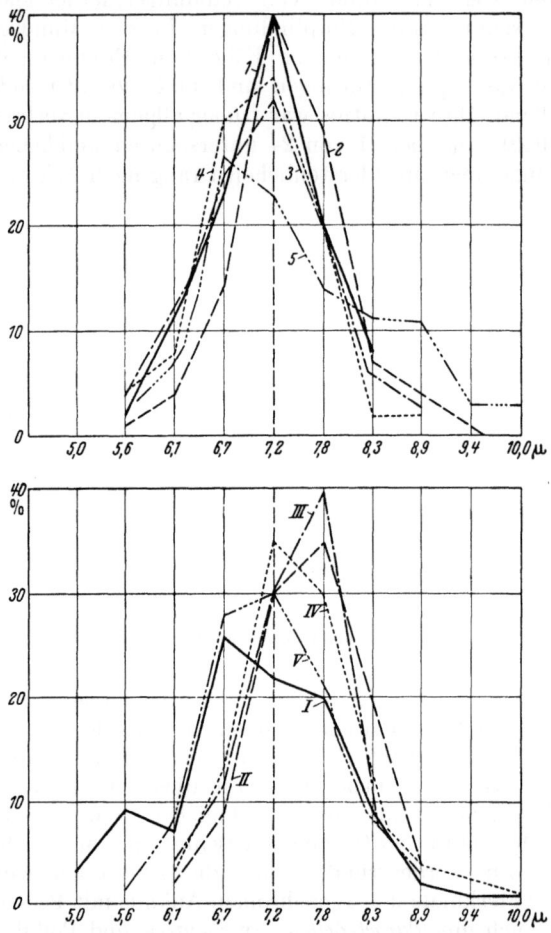

Abb. 5. Price-Jones-Kurven bei verschiedenen Eisenmangelanämien

Die osmotische Resistenz der Erythrocyten ist bei hohen Graden des Eisenmangels meist stark verbreitert. Noch bei 0,25—0,2% können intakte rote Zellen gefunden werden (REIMANN 1954). *Die Leukocyten* sind normal oder herabgesetzt bei gleichzeitig relativer Zunahme der Lymphocyten. Nur nach frischen Blutungen steigt die Zahl der Granulocyten an. Auch die *Thrombocyten* werden in normaler oder leicht reduzierter Zahl gefunden. Nach frischen Blutverlusten kann die Thrombocytenzahl beträchtlich ansteigen. Es gibt auch Fälle mit dauernder Thrombocytose.

Im *Knochenmark* findet sich eine erythropoetische Hyperplasie bis zum Verhältnis Erythrocyten/Leukocyten = 1:1, wobei eine deutliche Linksverschiebung nach den unreifen kernhaltigen roten Vorstufen zu erkennen ist. Man findet bedeu-

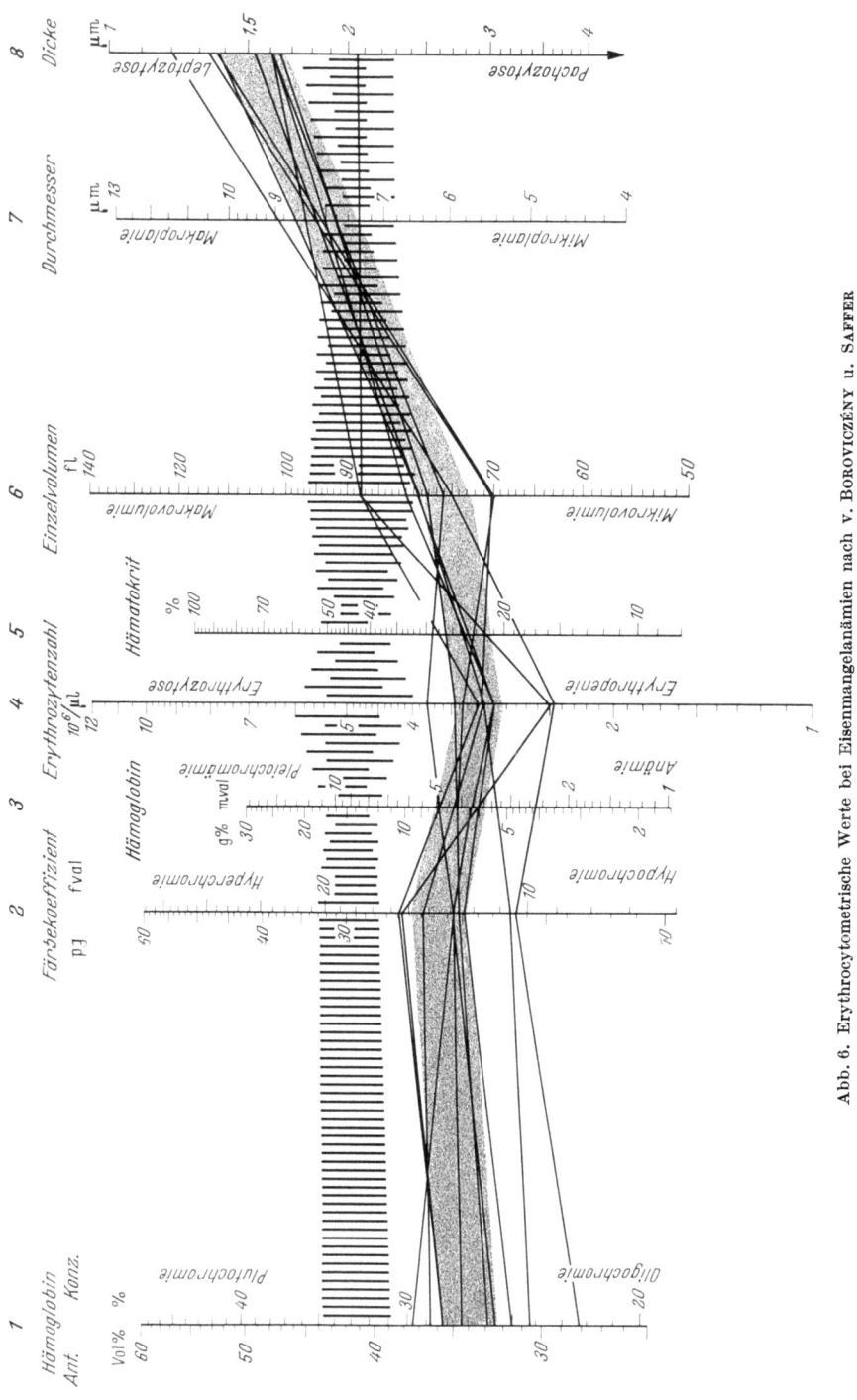

Abb. 6. Erythrocytometrische Werte bei Eisenmangelanämien nach v. BOROVICZÉNY u. SAFFER

tend mehr polychromatische und basophile Erythroblasten oder Proerythroblasten (Abb. 7). Diese Vermehrung der unreifen Formen ist Ausdruck einer Reifungshemmung. Ein besonders charakteristischer Befund des Knochenmarks ist das fast völlige Fehlen von Eisengranula in den Knochenmarksreticulumzellen sowie in den Erythroblasten (Fehlen von Sideroblasten) (BILGER 1957, KAPLAN et al. 1954, BRÜCKE 1962). Elektronenoptisch findet man kein Ferritin (BESSIS et al. 1960).

Ein seltener Knochenmarksbefund ist von CROIZAT u. BEL beschrieben worden. Es handelt sich um eine Verminderung der Erythroblasten im Knochenmark,

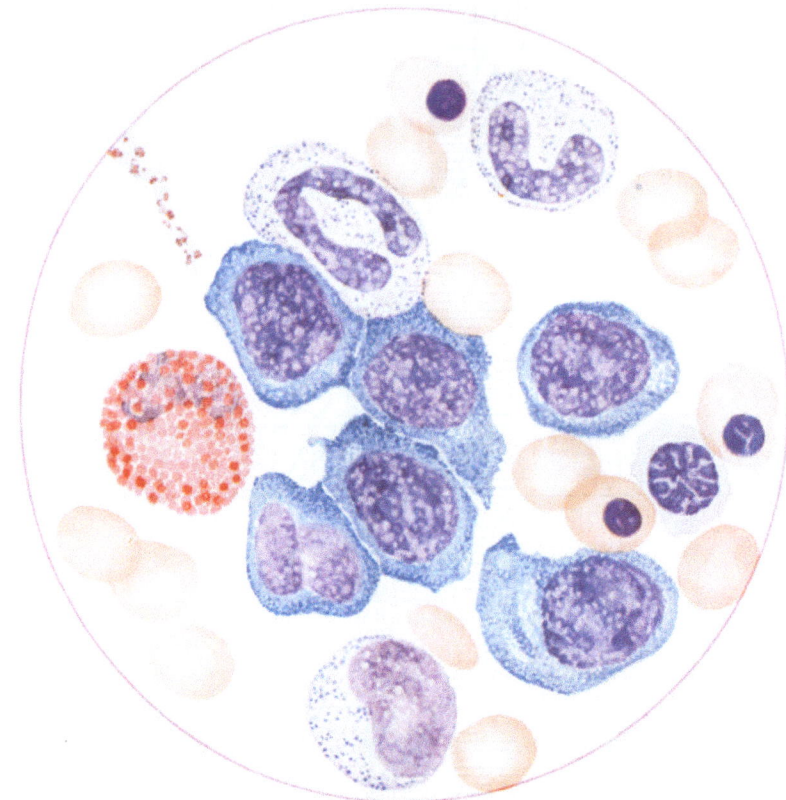

Abb. 7. Proerythroblastenmark bei sehr schwerer Eisenmangelanämie

welche nach Eisengaben wieder kommen. Die Autoren nennen das die „Anémie ferriprive pseudoaplastique". Diese Fälle sind jedoch außerordentlich selten.

Laborbefunde. Der wichtigste Befund im Blutplasma, das *sehr hell gefärbt* ist und einen niederen Bilirubingehalt aufweist, betrifft die *starke Verminderung des Serumeisens* auf etwa ein Drittel der Norm oder darunter. *Das Transferrin* ist beim Eisenmangel stets vermehrt, so daß sowohl die totale (TEBC), wie besonders auch die latente Eisenbindungskapazität (LEBC) stark erhöht sind. Dies ist auch differentialdiagnostisch gegenüber Infektanämien wichtig. Nach Eisenbelastung sinkt die TIBC vorübergehend ab (MITCHELL et al. 1960). *Das Plasma-Kupfer* ist bei der infektfreien Eisenmangelanämie stets normal oder an der oberen Grenze der Norm, was ebenfalls von differentialdiagnostischer Bedeutung gegenüber der Infektanämie ist, wo es stets stark erhöht ist. *Die Blutkörperchensenkungsreaktion* ist infolge der hochgradigen Anämie meist mäßig beschleunigt, was aber nicht als Infektzeichen aufgefaßt werden darf.

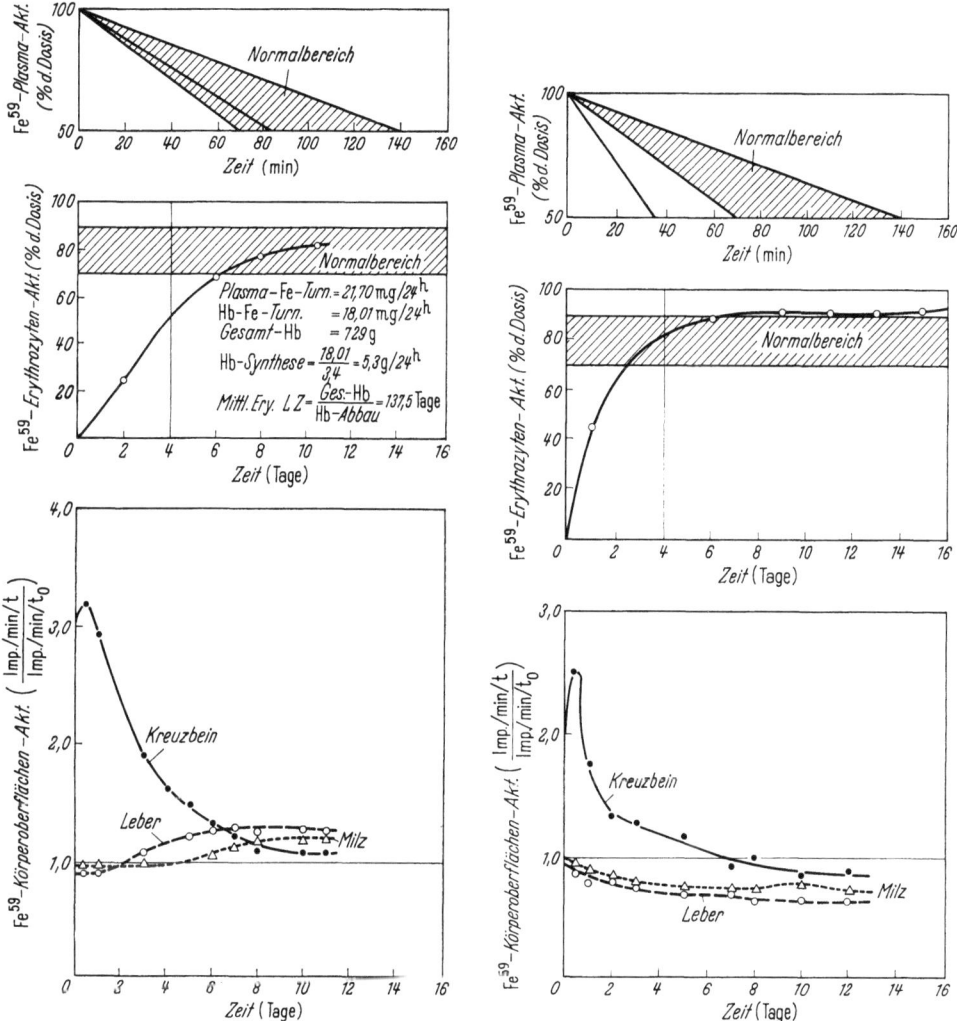

Abb. 8. Ferrokinetik bei einem Gesunden und einer Eisenmangelanämie (nach KEIDERLING)

In den *Eisenmangelerythrocyten* findet sich die Glutaminoxalessigsäure-Transaminase regelmäßig vermehrt (SASS u. SPEAR 1961), ebenso die Glycyl-Leucin-Dipeptidase (HASCHEN 1962).

Ferrokinetik und Erythrokinetik (Abb. 8). Die Plasma-Eisenabwanderung ist sehr beschleunigt, der Plasma-Eisen-turn-over ist normal oder leicht erhöht. Auch der Einbau des Eisens in die Erythrocyten liegt höher als normal, oder liegt an der oberen Grenze (POLLYCOVE 1959, VENTURA et al. 1957, KEIDERLING et al. 1956). Die Lebensdauer der Erythrocyten ist verkürzt (ASHBY 1948, RASCH et al. 1958, HEIMPEL 1964). Bei Strahlungsmessung von außen findet man nach Gaben von Fe^{59} eine starke Strahlung über dem Sacrum, weniger über der Leber oder Milz Abb. 8). POLLYCOVE kommt auf Grund seiner ferrokinetischen Studien zu der Auffassung, daß bei den Eisenmangelanämien auch ein beträchtlicher Untergang von Erythrocyten und kernhaltigen Roten im Knochenmark vorliegen muß, also eine starke ineffektive Erythropoese. In demselben Sinne sprechen die Untersuchungen von HEILMEYER (1951) über die Urobilinausscheidung bei Eisenmangelanämien im Verhältnis zum zirkulierenden Gesamthämoglobinbestand, wie Abb. 9 zeigt.

Der Porphyrinstoffwechsel (Abb. 10). Infolge der zu geringen Eisenanlieferung kommt es bei den Eisenmangelanämien zu einem Überschuß des gebildeten Protoporphyrins in den Erythroblasten und Erythrocyten. Man findet Werte bis 680 μg auf 100 Erythrocytenmasse (gegenüber normal 30—40 μg). Auch das Erythrocytencoproporphyrin und Ery.-Uroporphyrin sind erhöht. Demgemäß ist auch die Ausscheidung des Coproporphyrin im Harn vermehrt. Auch wird vermehrt Deltaaminolävulinsäure ausgeschieden, während das Porphobilinogen sich wechselnd verhält und meist vermindert ist. HEILMEYER und CLOTTEN (1965) konnten einen regulativen Stop der Hämsynthese wahrscheinlich machen, welcher eine Überflutung des Organismus mit unverbrauchten Porphyrinen beim Eisenmangel verhindert.

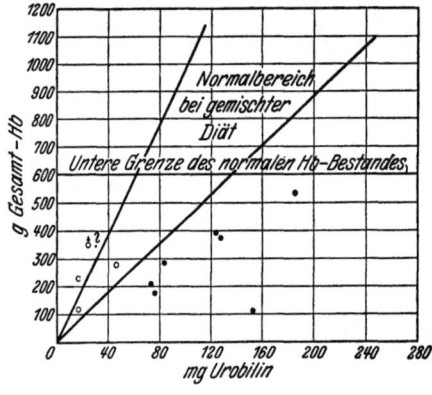

Abb. 9. Urobilinausscheidung im Verhältnis zum Hb-Bestand bei schlecht regenerierenden ● und gut regenerierenden ○ Eisenmangelanämien (nach HEILMEYER 1951)

Die nicht hämatologischen Befunde. Der Eisenmangel macht sich nicht nur in der Störung der Hämoglobinbildung, sondern, wenn er schwere Grade erreicht, auch in einer Störung der Zellbildung bemerkbar. Denn viele für das Zell-Leben wichtige Fermente, wie die Fermente der Atmungskette, ferner die Katalase und Peroxydase haben einen ähnlichen chemischen Bau wie das Hämoglobin. Es sind an Eiweiß gebundene Hämine und benötigen deshalb zu ihrem Aufbau Eisen. Am deutlichsten tritt die Störung in jenen Organen hervor, deren Zellen einer starken Mauserung unterworfen sind. Das sind in erster Linie die Zellen der Schleimhaut des Mundes und Verdauungstrakts sowie der Haut. Die auf dem Boden des Eisenmangels entstehende Atrophie der Nasenschleimhaut kann zu Ozaena führen, wie J. BERNAT (1965) in einer schönen Monographie zeigen konnte.

An den *Verdauungsorganen* tritt die Eisenmangelstörung bereits an der Zungenschleimhaut in Erscheinung. Die Zungenschleimhaut, aber ebenso auch die Gingiva (TERRIER 1955) atrophieren. Die Zungenpapillen werden klein und verschwinden. Es können rote Flecken oder kleine Erosionen auf der Zunge auftreten oder die Zungenschleimhaut kann geschwollen sein (Glossitis). Wenn diese Symptome auch nicht so häufig und nicht so regelmäßig wie bei perniziöser Anämie auftreten, so findet man sie doch in einem Drittel bis in der Hälfte der Fälle von schwerer chronischer Eisenmangelanämie. Voraussetzung ist, daß sie lange genug angedauert hat. Biopsien der Zungenschleimhaut zeigten bei 9 von 14 Fällen eine eindeutige Atrophie. Die fusiformen Papillen können dabei völlig fehlen (BAIRD et al. 1961). Die Mundwinkel zeigen häufig Rhagaden (Abb. 11). Ähnliche Verhältnisse finden sich am Oesophagus, bei denen solche Rhagaden zu Spasmen, die häufig an der Kardia lokalisiert sind, Anlaß geben. Die Folge ist eine Dysphagie (Plummer-Vinson-Syndrom; Abb. 12). Eine erhöhte Neigung zur Bildung von Oesophaguscarcinomen ist beim Eisenmangel nachgewiesen (BOTHWELL u. FINCH 1961).

Auch die *Magenschleimhaut* ist in das Krankheitsbild mit einbegriffen. Der Befund einer Anacidität oder Achylie wurde von den meisten Untersuchern

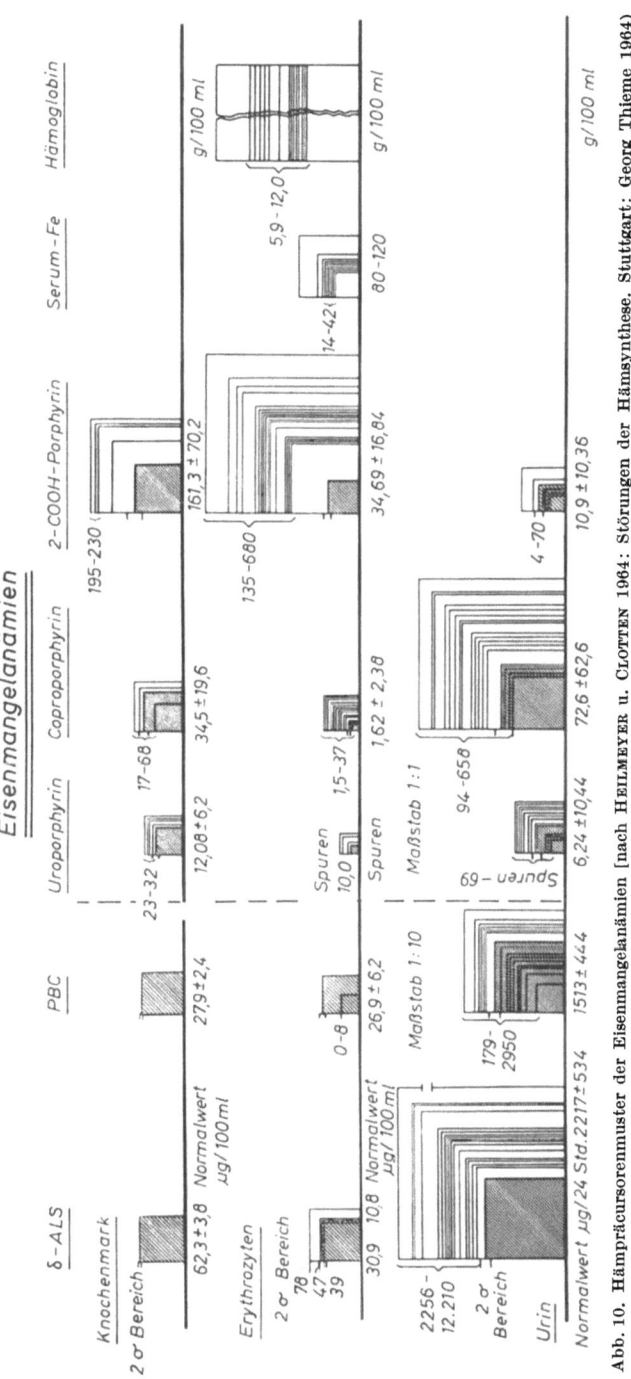

Abb. 10. Hämpräcursorenmuster der Eisenmangelanämien [nach HEILMEYER u. CLOTTEN 1964: Störungen der Hämsynthese. Stuttgart: Georg Thieme 1964)

erhoben. Jedoch ist eine totale histaminrefraktäre Achylie nach eigenen Befunden selten. In einem Teil der Fälle kehrt die Salzsäuresekretion nach erfolgreicher Eisentherapie wieder, so daß die Störung der Magenschleimhaut in solchen Fällen als Folge, nicht nur als Ursache des Eisenmangels angesehen werden kann. In der Mehrzahl der Fälle ist aber die Magenschleimhautveränderung irreversibel, wie Untersuchungen von LEE u. ROSENTHAL gezeigt haben, so daß ihnen wohl eine ursächliche Bedeutung zuerkannt werden kann. Der Castle-Faktor ist in den bisher untersuchten Fällen von Eisenmangel meist vorhanden. Neuerdings wurden auch bioptische Untersuchungen der Magenschleimhaut bei Eisenmangelanämien vorgenommen (DAVIDSON et al. 1955). BADENOCH u. Mitarb. (1957)

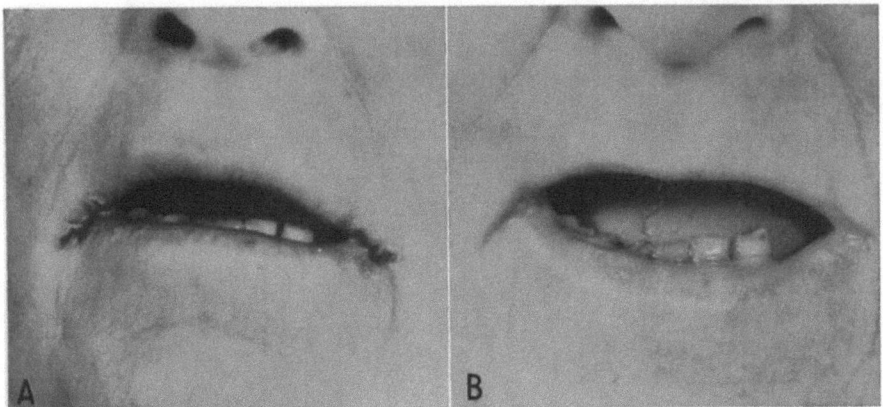

Abb. 11. Mundwinkelrhagaden bei Eisenmangelanämie vor und nach Eisenbehandlung (nach SCHULTEN)

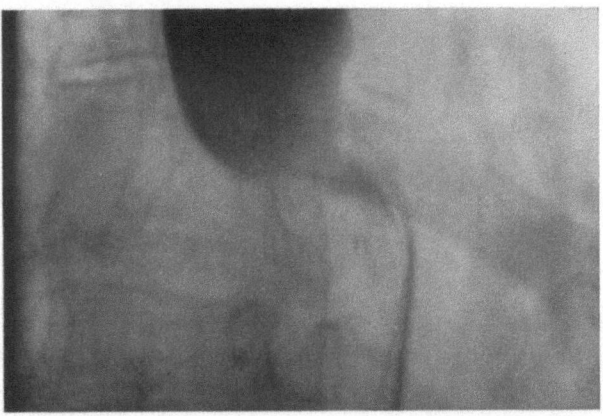

Abb. 12. Spasmus des Oesophagus, durch Rhagadenbildung der Oesophagusschleimhaut hervorgerufen (Plummer-Vinson-Syndrom — Sideropenische Dysphagie; eigene Beobachtung)

fanden unter 50 Fällen siebenmal eine normale oder fast normale Magenschleimhaut, 23mal eine Gastritis mit mäßiger Atrophie und 20mal eine hochgradige Atrophie der Magenschleimhaut. Dabei bestand eine gute Übereinstimmung des histologischen Befundes mit dem sekretorischen Verhalten. IKKALA u. SIURALA haben bei 75 von 100 Fällen von Eisenmangelanämie bioptisch eine Gastritis festgestellt. Eine Anacidität fanden sie bei 28 von 98 Patienten. In den schwersten Fällen liegt ein ähnlicher Befund wie bei perniziöser Anämie vor. Bei 6 von 47 kontrollierten Fällen konnten sie nach erfolgreicher Eisentherapie eine Rückbildung der Magenschleimhautveränderungen beobachten. Im *Duodenum* fanden RAWSON u. ROSENTHAL (1960) normale Verhältnisse. Vom übrigen Darm liegen bisher keine histologischen Befunde vor. Funktionell werden jedoch Durchfälle beobachtet. Die Eisenresorption wurde bereits von HEILMEYER u. Mitarb. bei der achylischen Chloranämie häufig als gestört nachgewiesen. Neuerdings wurde auch eine Störung der Fettresorption von COURMOULIS u. Mitarb. 1955 beobachtet, welche nach Eisentherapie gebessert oder beseitigt werden konnte. IKKALA u. SIURALLA fanden bei 13 von 76 Fällen mit Eisenmangelanämie verminderte Werte in der Delta-Xyloseausscheidung, was auf eine Störung der Dünndarmfunktion hinweist. Von OTT u. JASINSKI (1954) wurde auf die Möglichkeit des Eisenmangels als Ursache des *Dumping-Syndroms* aufmerksam gemacht. Jedenfalls konnten Fälle mit Dumping-Syndrom durch Eisentherapie geheilt werden.

I. M. NAIMANN u. Mitarb. (1964) haben eine Gruppe von 14 Kindern mit ernährungsbedingter Eisenmangelanämie hinsichtlich ihrer Magen-Darm-Funktionen vor und nach Eisentherapie untersucht. Sie fanden dabei eine Anzahl von Abnormitäten, wie Achlorhydrie des Magens, Störungen der Resorption von Xylose und Vitamin A, sowie Steatorrhoe. Duodenalbiopsien zeigten verschiedene Grade chronischer Duodenitis und Schleimhautatrophie. Nach oraler Eisentherapie verschwand die Mehrzahl dieser Störungen völlig. Bei einer Kontrollgruppe von acht Kindern mit lang bestehenden Anämien, welche nicht auf Eisenmangel beruhten, ergaben sich normale Resultate. Aus diesen Beobachtungen schlossen die Autoren auf eine durch den Eisenmangel bedingte *reversible Enteropathie*. Da sich bei einigen der Kinder auch Antikörper gegen Milcheiweiß fanden, haben sie angenommen, daß auch eine *gesteigerte Darmpermeabilität* gegen manche Eiweißkörper durch Eisenmangel verursacht sein kann. Die erhöhte Permeabilität zeigt sich auch in einer gesteigerten Durchlässigkeit von roten Blutkörperchen und Blutplasma bei Eisenmangelpatienten. Die Autoren geben das folgende Konzept einer Pathogenese von gastrointestinalen Störungen bei Eisenmangelanämien:

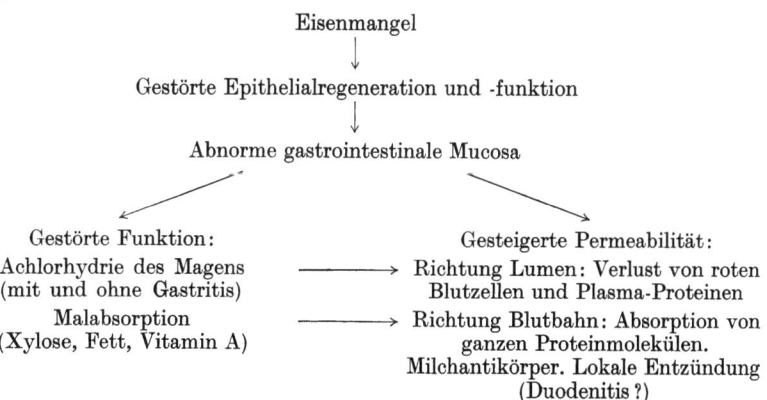

Auch STICH fand mit der Methode der Radio-Chrom-Markierung der Erythrocyten bei Eisenmangelpatienten eine gesteigerte Erythrocytendurchlässigkeit durch den Darm.

Die Erscheinungen von seiten der Haut bestehen in Sprödigkeit, Rißbildungen, Rhagaden, Störungen des Haarwachstums, struppigen Haaren, die leicht abbrechen oder ausgehen, frühes Ergrauen. Besonders charakteristisch ist das Verhalten der Nägel, die spröde und rissig werden und häufig längs und quer gerillt sind. In schweren Fällen kommt es zur Abplattung der Nägel, meist zuerst am Zeige- oder Mittelfinger oder gar zur Hohlnagelbildung (*Koilonychie*, Abb. 13). JALILI (1959) hat festgestellt, daß der Cysteingehalt der Nägel bei Koilonychie stark vermindert ist. Er glaubt, daß der verminderte Gehalt an schwefelhaltigen Aminosäuren eine wesentliche Rolle bei der Entstehung dieser Nagelveränderungen spiele.

Nervensystem. Erscheinungen am Nervensystem sind bei Eisenmangelanämien sehr viel seltener als bei perniziöser Anämie. Immerhin werden Parästhesien, Taubheitsgefühl oder Kribbeln in 15—30% der Fälle beobachtet (WINTROBE 1961). Ernstliche neurologische Befunde gehören zu den größten Seltenheiten und sollten nicht ohne weiteres auf den Eisenmangel bezogen werden.

Endokrine Störungen. Hier stehen Menstruationsstörungen im Vordergrund. Schwerer Eisenmangel führt zur Amenorrhoe, was besonders bei den Chlorosen häufig beobachtet wurde. Jedoch kommen auch Menorrhagien vor, die wohl mehr Ursache als Folge des Eisenmangels sind. Jedoch sind Fälle beobachtet, bei denen nach erfolgreicher Eisentherapie die gesteigerten Menstruationsblutungen aufhörten (WINTROBE 1933). Auch die Schilddrüsenfunktion kann im Sinne eines

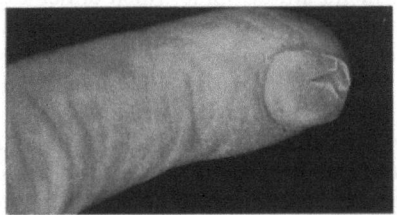 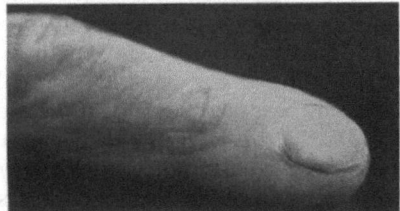

Abb. 13. Hohlnagelbildung mit Rissen bei Eisenmangelanämie vor und nach Eisentherapie (eigene Beobachtung)

Hypothyreoidismus gestört sein, wobei die Entscheidung, ob hierbei der Eisenmangel eine Rolle spielt, schwierig ist, da die Störungen nach Eisentherapie bestehen bleiben (WINTROBE 1961).

Skeletveränderungen. Neuerdings wurden am Schädel von kindlichen Eisenmangelanämien Veränderungen mit Erweiterungen der Diploe und radiärer Spongiosazeichnung gesehen, wie sie bei hämolytischen Anämien vielfach beobachtet worden sind (BURKO et al. 1961, MOSELEY 1961). Auch am Extremitätenskelet kann man Verdünnungen der Corticalis, maschenartige Erweiterungen der Spongiosa sowie Loosersche Umbauzonen beobachten (BRAT 1952). Eine Familie mit Eisenmangelanämien und damit kombinierten eigenartigen Skeletveränderungen beschrieb CASPARIS 1958.

Auch *am Herzen* macht sich der Eisenmangel bemerkbar, und zwar nicht nur infolge der Anämie, wobei das Herz auf eine größere Förderleistung umgestellt ist im Sinne einer Anpassungsdilatation, sondern auch durch anoxämische Schädigung der Herzmuskulatur mit entsprechenden EKG-Veränderungen, wobei nicht nur der Hämoglobinmangel, sondern auch der Mangel an Hämfermenten eine Rolle spielen mag (JASINSKI 1954).

Zum Schluß der nichthämatologischen Symptome sei noch auf das *Eisenmangelfieber* hingewiesen (REIMANN 1949). Die Temperaturen sind nicht durch Infekte bedingt, sondern verschwinden nach erfolgreicher Eisenbehandlung, sobald der Hb-Wert 50—65% erreicht. Doch dürfte die Temperatursteigerung keine Besonderheit der Eisenmangelanämien sein, da wir dieselbe auch bei vielen anderen schweren Anämien beobachten (perniziöse Anämie u. a.).

Der Einfluß des Eisenmangels auf die fetale und postfetale Entwicklung. In Gegenden, in denen der Eisenmangel endemisch vorkommt, wie im Innern Anatoliens, sind eine Reihe von Mißbildungen und Entwicklungsstörungen von

REIMANN 1956 beobachtet worden. So fanden sich Defekte des Gebisses und andere Unregelmäßigkeiten der Zahnbildung, Deformierungen der Ohren, Syndaktylien, überzählige Finger, Fehlen von Fingerendgliedern, Krallenfinger, Gabelzehen, Schieffuß, Fehlen der Fußwurzelknochen, Brachyencephalie, mongoloider Gesichtstyp, Turmschädelbildung. Bei Säuglingen und Kleinkindern konnten erhebliche Wachstums- und Entwicklungsanomalien beobachtet werden, Kleinheit der inneren Organe, Minderwuchs, schlaffe Muskulatur, zarte Skeletentwicklung, abnorme Magerkeit. Ferner Herzdilatation, maschenförmige Auflockerung der Spongiosa mit Verdünnung der Corticalis, Persistieren von Epiphysenfugen, mangelhafte Ausbildung primärer oder sekundärer Geschlechtsmerkmale (Eisenmangelinfantilismus), retardierte Zahnbildung, Hodenatrophie, eunuchoider Hypogenitalismus. Nach erfolgreicher Eisentherapie erweist sich ein großer Teil dieser Entwicklungsstörungen als rückbildungsfähig.

Larvierter Eisenmangel

Vor allem von JASINSKI u. Mitarb. (JASINSKI u. ROTH 1954) wurde auf den larvierten Eisenmangel, d. h. auf einen Eisenmangel des Gewebes ohne nennenswerte Veränderungen des Blutes aufmerksam gemacht. Man kann ihn durch die steile Eisenresorptionskurve nach Belastung (Eisensog des Gewebes) nachweisen (s. S. 30). Die Plasma-Eisen-Werte müssen nicht nennenswert vermindert sein. Sicherlich ist der Anstieg des Serumeisens nach Eisenbelastung nicht allein Ausdruck der Eisenresorption. Dies wird besonders durch Vergleich mit der Resorptionsbestimmung mit Hilfe von radioaktiv markiertem Eisen deutlich. So zeigen z. B. die Infektanämien bei Bestimmung des Serumeisens keinen Anstieg nach Belastung, dagegen zeigen die Untersuchungen mit Radioeisen bei solchen Fällen oft sogar eine erhöhte Resorption (KEIDERLING u. Mitarb. 1956). Ganz ähnlich liegen die Verhältnisse bei der Hämochromatose, wo ebenfalls Belastungskurven eine scheinbare Störung der Eisenresorption ergeben, während die Resorption in Wirklichkeit, gemessen mit Radioeisen, normal oder gesteigert ist. Auch trotz dieser Kritik, die auch in Vergleichsuntersuchungen von BOTHWELL u. Mitarb. 1955 ausgesprochen wurde, kann kein Zweifel darüber bestehen, daß beim Eisenhunger des Gewebes ein gesteigerter Anstieg des Serumeisens nach Belastung resultiert, wie wir bereits 1939 zeigen konnten (HEILMEYER u. KOCH 1939). Sie kann auch nach unserer Meinung sehr wohl als Ausdruck eines Gewebseisenmangels gewertet werden. Doch ist eine Unterstützung dieser Diagnose durch Feststellung weiterer Teste des Eisenmangels (s. S. 30/31) erwünscht.

Der larvierte Eisenmangel zeigt sich vor allem in subjektiven Allgemeinsymptomen, wie Müdigkeit, Adynamie, verminderte körperliche und geistige Leistungsfähigkeit, Schwindel, Ohrensausen, Schlafstörungen, Kurzatmigkeit bei Anstrengungen, Appetitstörungen, schlechtes Befinden in Höhenlagen. Jedoch kommen auch die oben geschilderten objektiven Symptome des Eisenmangels ohne Anämie in seltenen Fällen vor. Patienten mit larviertem Eisenmangel sollen mehr operationsgefährdet sein als Gesunde (OTTE 1955, FISCHER u. THEDERING 1955). Sicherlich stellt die Feststellung des Eisenmangels auch bei Nichtanämischen eine wichtige Bereicherung unserer klinischen Erkenntnis dar.

Der Nachweis des Eisenmangels

Neben den klinischen Zeichen der Eisenmangelanämie, die sich im hypochromen Blutbild, in der *hellen Serum- und Harnfarbe*, sowie in typischen Knochenmarksbefunden dokumentieren, sind zur Sicherheit der Eisenmangelnatur einer Anämie, besonders aber zum Nachweis eines larvierten oder latenten Eisenmangels besondere Nachweismethoden ausgearbeitet worden.

Hierher gehört

1. Die *Bestimmung des zirkulierenden Serumeisens*, das wir bei den meisten Fällen von Eisenmangel erniedrigt finden. Wir nehmen einen Grenzwert von 60 μg-% an, unter welchem ein Eisenmangel anzunehmen ist. Jedoch muß betont werden, daß es Eisenmangelzustande larvierter Art gibt, bei welchen die Serumeisenwerte noch viel höher liegen.

2. *Bestimmung der Eisenbindungskapazität*. Es hat sich gezeigt, daß die totale und latente Eisenbindungskapazität bei Eisenmangelzuständen fast immer höher liegt als normal. Als normale Werte der totalen Eisenbindungskapazität gelten

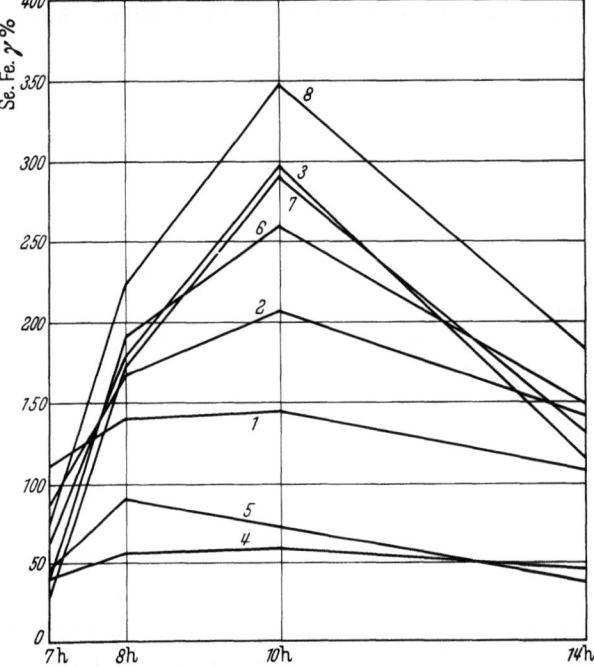

Abb. 14. Verhalten der Eisenresorption nach oraler Belastung mit 8 Dragées Feronicum = 176 mg Fe bei gesunden und kranken Versuchspersonen. Larvierte Eisenmangelkrankheit (JASINSKI u. ROTH. Basel: Benno Schwabe & Co. 1954)

300—400 μg, für die latente Eisenbindungskapazität 200—300 μg (RAINER 1958, RECHENBERGER 1956, VERLOOP 1958). Nach VERLOOP (1958) liegt bei Sideropenien die latente Eisenbindungskapazität ausnahmslos über 300 μg-% und die prozentuale Eisensättigung unter 20%.

3. *Nachweis verminderter Eiseneinlagerung in Erythroblasten und Reticulumzellen des Knochenmarks*. Ein sehr feiner Nachweis einer Sideropenie, welche auch beim larviertem Eisenmangel schon deutlich ist, beruht in der Eisenfärbung des Knochenmarksausstrichs, wie wir das schon seit Jahren routinemäßig in der Klinik durchführen. Bei Sideropenien findet man nur sehr wenige Sideroblasten (unter 10%) im Knochenmarksausstrich, und diese zeigen nur äußerst spärliche zarte Eisengranula. Auch die Reticulumzellen enthalten sehr wenig Eisen.

4. Der *Eisenresorptionstest nach JASINSKI*. Nachdem HEILMEYER und PLÖTNER schon 1936 nachgewiesen hatten, daß bei Eisenmangelanämien eine gesteigerte Resorption oral gegebenen Eisens auftritt, haben JASINSKI u. OTT dieses Ver-

fahren auch zum Nachweis eines larvierten Eisenmangels aufgebaut. Dieser Test wurde von vielen Autoren nachgeprüft und für sehr brauchbar befunden (LEIBETSEDER u. KOSANOWSKI 1958, DE VRIES 1958, THEDERING 1955, KAUTZSCH 1961 u. a.). Man geht so vor, daß man ein gut resorbierbares Eisenpräparat (Ferrogluconat) in einer Menge von 150—200 mg (etwa 8 Tabletten Ferronicum entsprechend) morgens nüchtern verabreicht und vor, sowie nach 1, 3 und 7 Std nach der Eisengabe mißt. Es ist nicht nötig, daß die Versuchspersonen den ganzen Vormittag nüchtern bleiben. Sie können 1 Std nach Verabreichung der Dragées frühstücken. Das Ergebnis einer solchen Prüfung zeigt Abb. 14 von JASINSKI u. ROTH. Ein Anstieg von über 250% über den Ausgangswert (DE VRIES 1958) spricht für eine Sideropenie. Obwohl theoretisch gegen diese Methode viel eingewandt werden kann, da die Serum-Eisenwerte durchaus nicht immer mit der Größe der Eisenresorption aus dem Darmlumen übereinstimmen, wie vergleichende Untersuchungen mit Radioeisen ergeben haben, so hat sich die Methode doch praktisch bewährt. Fehldeutungen entstehen nur bei Fällen mit Eisenresorptionsstörungen, wie sie bei achylischer Chloranämie die Regel sind. Hier versagt die Methode.

5. *Prüfung der Eisenresorption durch Bestimmung der im Stuhl ausgeschiedenen Aktivitäten nach Gabe von* Fe^{59}. Diese Methode wird in Teilband 1 eingehend besprochen und liefert naturgemäß genauere Ergebnisse. Das beste Verfahren der Eisenresorptionsmessung ist die Bestimmung der Radioaktivität des Gesamtkörpers im *Hole-Body-Counter* nach radioaktiven Eisengaben (HEINRICH u. Mitarb. 1966). Sie kann nur in besonders gut ausgerüsteten Isotopeninstituten durchgeführt werden, da die Apparaturen sehr kostbar sind.

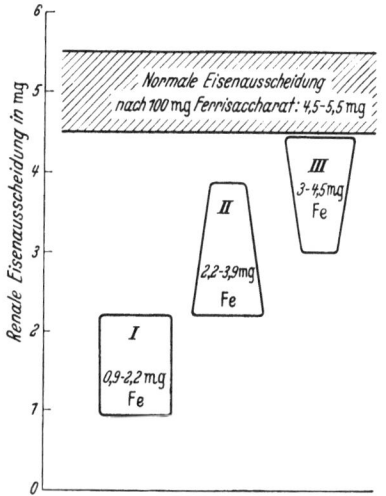

Abb. 15. Renale Eisenausscheidung bei verschieden starkem Eisenmangel nach i.v. Eisenbelastung mit 150 mg Ferrisaccharat. I. Schwerer, II. mittlerer, III. larvierter Eisenmangel. Abb. PLÖTNER, 5. Kongreß Europ. Ges. Hämatologie

6. *Die Eisenausscheidung im Harn nach intravenöser Eisenbelastung* (nach PLÖTNER u. PETZEL 1954).

Mein Mitarbeiter K. PLÖTNER (1955) stellte fest, daß nach intravenösen Gaben von 100 mg Ferrisaccharat beim Gesunden 4,5—5,5 mg Eisen innerhalb 24 Std im Harn ausgeschieden werden. Beim Eisenmangel sind die ausgeschiedenen Werte bedeutend geringer (s. Abb. 15). Diese verminderte Ausscheidung ist auf einen raschen Abstrom des injizierten Eisens aus dem Plasma zurückzuführen. Die Methode hat den Vorteil, daß die Serum-Eisen-Bestimmungen nicht nötig sind. Jedoch ist eine saubere Durchführung der Harn-Eisen-Konzentration auch mit manchen Schwierigkeiten behaftet.

7. Nachweis der verminderten Eisenausscheidung im Harn nach i.m. Gabe von 500 mg Desferrioxamin (WÖHLER 1966).

Die Ursache des Eisenmangels

Da der Organismus bestrebt ist, das wertvolle Metall mit allen Mitteln festzuhalten, wenn es einmal einverleibt ist, ist die physiologische Ausscheidung durch Harn und Stuhl minimal. Sie wird bei Männern auf 0,1—1,0 mg pro die geschätzt. Eine gesteigerte Ausscheidung als Ursache des Eisenmangels scheidet somit aus. Die hauptsächlichste Ursache des Eisenmangels sind Verluste in Form von Blut. Sie machen 80% aller Eisenmangelanämien aus. So bildet sich ein Eisenmangel heraus, wenn durch eine akute Blutung die vorher schon mangelhaften Eisenreserven erschöpft sind. Noch viel mehr gilt dies für chronische Blutungen. Die Dauer der chronischen Blutung ist dabei wichtiger als die Größe der Blutung. Die Ansicht, daß eine Blutung zu gering sei, um eine Anämie zu erzeugen, ist fast immer unrichtig, da auch kleine Blutverluste im Laufe von Monaten und Jahren die Eisenreserven erschöpfen. Bei jeder Eisenmangelanämie ist deshalb in erster Linie nach *Blutverlusten* zu forschen: Diese können bestehen in gesteigerter Regelblutung oder anderen Genitalblutungen, in Hämorrhoidalblutungen, in Blutungen durch Ulcera oder ulcerierte Polypen sowie hämorrhagische Entzündungen der Magen-Darm-Schleimhaut, ferner in Tumoren in Rectum, Dünndarm und Magen. MUEHLBAUER, KRAMER u. EPSTEIN 1954 machen auf das seltene primäre Jejunalgeschwür als Ursache einer Eisenmangelanämie aufmerksam. Ulcera in Divertikeln, Oesophagusvaricen und gastritische Magenschleimhauterosionen (Gastritis erosiva), ferner besonders *Hiatushernien* können die Ursache cryptogener Blutungen sein. Etwa 20% der Zwerchfellhernien gehen mit schwerer Eisenmangelanämie einher. Die Ursache ist nicht immer klar. Manchmal ist es ein Ulcus im eingezwängten Magenteil (KÜMMERLE 1953); aber auch reine Stauungsblutungen oder ischämische Blutungen kommen vor. Man sollte bei unklaren Blutbefunden im Stuhl immer nach Hiatushernien fahnden. Auch starker *Trichocephalenbefall* kann eine Blutungsanämie auslösen. Häufiger werden chronische Blutverluste im Darm durch die *Hakenwurminfektion* (Ankylostomum duodenale) hervorgerufen. Die Ankylostomumanämie ist eine typische Eisenmangelanämie (FUKUSHIMA u. Mitarb. 1952 u. a.). Ferner ist daran zu denken, daß manche Medikamente Magen-Darm-Blutungen auslösen können. Hierher gehören Cortison und seine Derivate, Butazolidin und seine Derivate sowie Salicylate. Zwei interessante Fälle von Sclicylatanämie haben SUMMERSKILL u. ALVAREZ 1958 mitgeteilt. Seltenere intestinale Blutungsquellen sind Angiome, Teleangiektasien (Morbus Osler!) sowie Polypen, ferner Stauungsblutungen bei portaler Hypertension oder bei Mitralstenose und Herzinsuffizienz, ferner Ileitis terminalis, Divertikulose. Unklar sind die wiederholt beobachteten Eisenmangelanämien bei *Mageneinzwängungen* oder *Verlagerungen*, wie bei schwerer Kyphoskoliose, bei Kaskadenmägen, beim Volvolus des Magens (hierher gehört vielleicht auch das Korsett bei Chlorose!).

Neben den intestinalen Blutungen können selbstverständlich auch chronische Blutverluste durch die Atemwege, wie Epistaxis, Hämoptysen, bei Lungentuberkulose, Mitralstenose u. a., oder durch die Schleimhaut der Harnwege und Nieren (Geschwülste und Ulcera der Harnwege und Nieren, Steinbildungen, hämorrhagische Entzündungen) zur Eisenmangelanämie führen, wenn sie lange genug gehen und die Eisenreserven erschöpft sind. Auch eine chronische, immer wieder rezidivierende hämorrhagische Pyelonephritis oder Glomerulonephritis kann zur Eisenmangelanämie führen, wenn auch die Mehrzahl der nephrogenen Anämien anderer Natur ist. Dagegen führen Blutungen in die Muskulatur oder unter die Haut nicht zum Eisenmangel, weil das dort frei gewordene Eisen wieder für die Blutneubildung Verwendung findet, nach außen also nicht verlorengeht. Nur bei der *essentiellen Lungenhämosiderose* kann das in den Lungen angehäufte Eisen merkwürdigerweise nicht wieder verwendet werden und führt zu einer schweren Eisenmangelanämie.

Im Zeitalter des Blutspendewesens ist endlich daran zu denken, daß häufiges Blutspenden in 30—70% der Spender zu einer latenten oder manifesten Eisenmangelanämie führen kann. Frauen sind besonders gefährdet. Die Anzeichen eines Eisenmangels mit Belastungstesten können sich bereits bemerkbar machen, wenn mehr als 1 Liter Blut pro Jahr gespendet worden ist. Die Verhältnisse des Verdauungskanals, die Resorption im Magen-Darm usw. spielen hier natürlich mit herein. Prophylaktische Maßnahmen und Verminderung der Blutentziehungen sind bei solchen Blutspendern angezeigt (DE VRIES u. DE POTTER 1958, GÖLTNER 1959, REMY u. ZÖCKLER 1956, HAGBERG-WALLENIUS u. WRANNE 1958, SCHNEIDER, BÖWING u. BENNHOLD 1958, HOLLÄNDER 1959 u. a.). Mehr als Kuriosum sei noch angeführt, daß der Besitzer eines Flohzirkus durch jahrelange Speisung seiner Flöhe an Eisenmangelanämie erkrankte, ferner eine Frau, welche sich über 3 Jahre lang mit Blutegeln selbst behandelt hat (GLICK u. RITZ 1957). Endlich haben PETERSEN u. REINWEIN 1958 bei einer rauschgiftsüchtigen Krankenschwester mit ungeklärter therapieresistenter hypochromer Anämie entdeckt, daß sie heimlich bei sich selbst Aderlässe durchgeführt hat, die sie verschwieg. Mir selbst ist von einem Krankenwärter berichtet worden, welcher sich eine Flügelkanüle in die Armvene einbohrte, und sein eigenes Blut absaugte und trank. Es entwickelte sich eine schwere Eisenmangelanämie mit gelegentlichen Teerstühlen, deren Herkunft jahrelang ungeklärt blieb (SCHOOP, mündliche Mitteilung 1964). Iranische Ärzte berichten (PRASAD et al. 1961) über Eisenmangelanämien, welche sie zusammen mit Hepatosplenomegalie, mit Hypogonadismus und Zwergwuchs bei Leuten beobachteten, die sich lange Zeit hauptsächlich von *Erde* ernährten. Dieses Krankheitsbild des „*Geophagismus*" entsteht vor allem durch den Eisenmangel dieser „Nahrung" bei gleichzeitig hohem Phosphatgehalt und fehlender Zinkzufuhr. Wie man sieht, muß man bei Feststellung eines Eisenmangels auch an psychische Abwegigkeiten der verschiedensten Art denken.

Eine zweite große Gruppe von Eisenmangelanämien kommt durch eine *Störung der Eisenresorption* zustande. Da die Eisenverluste beim Manne sehr gering sind, wenn nicht gleichzeitig Blutverluste bestehen, so entwickeln sich solche „essentiellen" Eisenmangelanämien viel häufiger beim weiblichen Geschlecht, bei dem durch die vierwöchentliche Menstruationsblutung ein erhebliches Loch in der Eisenausfuhrsperre besteht.

Es wird von manchen Autoren (WINTROBE 1961) überhaupt bezweifelt, ob eine „essentielle" oder idiopathische Eisenmangelanämie auch beim Manne („männliche Chlorose") vorkommt. FORSHAW (1954) hat sich in eingehenden Studien mit dieser Frage befaßt. Er kommt zu dem Schluß, daß nur im Wachstumsalter oder kurz danach (unter 25 Jahren) solche idiopathische Eisenmangelanämien, die auf einer Störung der Eisenresorption beruhen (Achylien!) beim Manne vorkommen. Der Autor konnte in seinen Fällen Blutungen mit Sicherheit ausschließen. Genau zum selben Ergebnis kommt BRUMFITT (1960), der unter 2000 Rekruten 22 Fälle mit einer hypochromen Anämie fand, bei denen keinerlei okkulte Blutungen aufgefunden werden konnten. Das Serumeisen lag zwischen 23 und 45 $\mu g/\%$. 64% zeigten eine Anacidität, welche bei 11 von 17 Fällen nach Eisentherapie verschwand. Als Ursache wird der erhöhte Eisenbedarf des Wachstumsalters (alle Fälle waren 18—20 Jahre) bei herabgesetzter Eisenresorption aus der Nahrung angesehen.

Da für die Resorption des Eisens die Magensalzsäure zwar nicht eine alleinige, aber doch eine wichtige Rolle spielt, finden wir bei Achylien und Subaciditäten gewöhnlich auch eine verminderte Eisenresorption. Daneben spielt eine beschleunigte Magen-Dünndarm-Passage eine nicht unwichtige Rolle für die Eisenaufnahme. Ferner ist der Zustand der Magen-Darm-Schleimhaut von wesentlicher Bedeutung: Entzündliche und degenerative Schleimhautveränderungen können die Eisenresorption stark beeinträchtigen. Schließlich kann auch durch Auftreten resorptionshemmender Stoffe (Phosphate, organische Säuren, wie Milchsäure u. a.) die Resorption gestört werden. Alle diese verschiedenen Faktoren können jeweils in verschieden starker Beteiligung das Entstehen von Eisenmangelanämien, vor allem beim weiblichen Geschlecht, veranlassen. Diese Form der Eisenmangelanämie liegt bei der sog. *essentiellen hypochromen Anämie (achylische Chloranämie)* vor. Auch manche früher als Chlorose bezeichnete Fälle sind durch eine manchmal reversible Resorptionsstörung für Eisen hervorgerufen, wie ich selbst zeigen konnte (HEILMEYER u. BEGEMANN 1951).

Hierher gehören auch die hypochromen Anämien, die sich nach *Magenresektionen*, vor allem beim *weiblichen Geschlecht* entwickeln. Diese Anämieform ist dabei nicht die häufigste. Normochrome und hyperchrome Formen kommen häufiger nach Magenresektion vor. Sie sind zum Teil durch Eiweißmangel, zum Teil durch unbekannte Faktoren verursacht (FAUVERT u. Mitarb., 1952). Nach BAUCHE (1952) machen die hypochromen Anämien nach Magenresektion nur 11% bei Männern und 17% bei Frauen der postoperativen Anämien aus. Insgesamt fand dieser Autor nach 1—8 Jahren bei 62% der Magenresezierten eine Anämie. Andere Autoren fanden die Zeichen eines Eisenmangels bei Magenresezierten viel häufiger (JASINSKI u. OTT 1951, GOLDECK u. GADERMANN 1954, HEINRICH 1954, GISINGER u. REIMER 1953 u. a.). Natürlich ist die Entwicklung einer Eisenmangelanämie von dem Umfang und dem Sitz der Magenresektion abhängig. Bei fundektomierten Mägen tritt kein Eisenmangel in Erscheinung (HOLLE u. Mitarb., 1955). Bei totaler Gastrektomie sind Eisenresorptionsstörungen viel häufiger als nach Teilresektion (RAINER u. ZOLLNER 1955), wobei vor allem die rasche Passage und sekundär entzündlich degenerative Schleimhautveränderungen mitwirken. Dadurch entstehen auch Blutungen, so daß sich ein Circulus vitiosus entwickelt. GOUTTAS u. Mitarb. (1956) fanden unter 9 Gastrektomierten siebenmal einen Eisenmangel und zweimal eine megaloblastische Anämie. HEINRICH (1954) fand unter 60 Magenresezierten in 50 Fällen einen Eisenmangel. Fast alle Autoren halten eine *Eisentherapie* möglichst im Liegen (OWEN 1952) nach Magenresektion für angezeigt, zumal der sich entwickelnde Eisenmangel für manche postoperativen Beschwerden besonders für das Dumping-Syndrom verantwortlich gemacht wird (JASINSKI u. OTT 1951). Nach OTT u. ZINGG (1955) soll durch Eisenmangel auch die Entstehung eines Ulcus jejuni pepticum begünstigt werden. Aus all diesen Beobachtungen geht wohl eindeutig hervor, daß Magenresektion die Entstehung eines Eisenmangels mit seinen Folgeerscheinungen begünstigt und eine Eisentherapie in diesen Fällen angezeigt erscheint. Natürlich wird die Entstehung des Eisenmangels auch von dem Eisenreichtum der Nahrung, den Eisenverlusten und anderen Momenten abhängig sein.

Neben der Magenresektion sind es chronisch *entzündliche Vorgänge* im Bereich des *Magens* und oberen *Dünndarms* sowie des *Pankreas*, die zu Eisenmangel führen können. Hier sind zu nennen: Darmtuberkulose, Darmtumoren, chronische Ruhr-Colitiden, insbesondere die Colitis ulcerosa. Auch Bauchwandbrüche, intraabdominelle Verwachsungen und Strikturen, sowie Dünndarmfisteln können einen Eisenmangel herbeiführen (JÖRGENSEN 1953). Hierher gehören auch chronische Durchfälle, besonders solche von sprueartigem Charakter mit Steatorrhoe und die Cöliakie. KELLEY u. Mitarb. (1955) haben gezeigt, daß die Cortisonbehandlung der Sprue auch zu einer Verbesserung der Eisenresorption führt.

Als weitere *Ursachengruppe* für die Entstehung von Eisenmangelanämien möchte ich *alimentäre Einflüsse* anführen, die freilich im Kindesalter eine viel bedeutendere Rolle spielen als im Erwachsenenalter. Wenn man weiß, wie verwickelt das Spiel der Eisenresorption ist, welche hemmenden und fördernden Stoffe dabei eine Rolle spielen, wozu möglicherweise noch vorerst unbekannte nervöse Regulationsfaktoren hinzukommen, wird man solche Einflüsse des

Nahrungsmilieus sicherlich nicht abstreiten. Durch die Untersuchungen von HEGSTEDT, FINCH u. Mitarb. (1949) sind wir über die Rolle der *Phosphate* sehr genau unterrichtet. Phosphate wirken hemmend auf die Eisenresorption. Ihr Fehlen in der Nahrung kann sogar zu einer Eisenüberfüllung der Leber und zur Begünstigung der Entstehung einer Hämochromatose führen. Auch organische Säuren wirken hemmend auf die Eisenresorption, wie schon LINTZEL (1929) gezeigt hat. Umgekehrt wirken Folsäure und Ascorbinsäure fördernd auf die Eisenresorption (HEILMEYER u. v. MUTIUS 1942, BEGEMANN, KEIDERLING u. WALTER 1953 u. a.).

Es ist auch die Meinung aufgetaucht, daß eine Störung der Darmflora durch Antibiotica die Eisenresorption hemme (STERN u. Mitarb. 1954). DI RAIMONDO u. DIBENEDETTO DELL'AQUILA (1954) fanden jedoch nach therapeutischen Dosen von Chloramphenicol keine deutliche Veränderung der Eisenresorption. Zum Auftreten von Eisenmangelanämien dürfte also Antibioticaverabreichung nicht führen. Daß mangelhafter Eisengehalt der Nahrung auf die Dauer zu Eisenmangelanämie führt, ist kein Zweifel (MOORE 1957). Manche Chlorosefälle sind dadurch erklärbar (HEILMEYER 1941). Mangel an Eisen im Boden, z. B. in Anatolien, führt zu einer enormen Häufung von Eisenmangelkrankheiten (REIMANN 1956). (Über die besonders wichtigen ernährungsbedingten Eisenmangelzustände im Kleinkindesalter s. Beitrag KÜNZER und JACOBI, S. 774ff.).

Eine letzte Ursachengruppe liegt in einem *gesteigerten Eisenverbrauch*. Ich habe bereits in meinen ersten Darstellungen über Eisenmangelanämien darauf hingewiesen, daß es bestimmte bevorzugte Lebensalter gibt, in denen der Eisenmangel sich manifestiert (s. Teilband 1, Abb. 4, S. 711). Das ist das *Wachstumsalter*, besonders im ersten Lebensjahr und in der präpubertären Wachstumsacceleration, ferner am Ende der Fertilitätsperiode der Frau, an dem sich die Summe der Eisenverluste durch Menstruation, Gravidität und Wochenbett auswirkt. In dieser Periode finden wir die „*achylische Chloranämie*" bekanntlich besonders häufig.

Die hypochrome Schwangerschaftsanämie. Unter den Ursachen des Eisenmangels durch gesteigerten Verbrauch muß auch die Gravidität aufgezählt werden. Mit Recht haben FISCHER u. BIGGS (1955) u. a. darauf hingewiesen, daß es eine physiologische Anämie der Schwangerschaft eigentlich nicht gibt. Schwangere Frauen mit erniedrigten Hämoglobinwerten lassen durch Eisengaben stets eine Zunahme von Hämoglobin und Erythrocyten erkennen. JASINSKI u. DIENER (1952) konnten bei 40% der Wöchnerinnen einen larvierten Eisenmangel nachweisen. Ebenso glauben GOLDECK u. Mitarb. (1954), daß etwa die Hälfte der Graviden einen Eisenmangel aufweise. FAY, CARTWRIGHT u. WINTROBE (1949) haben besonders sorgfältige Studien über den Eisenstoffwechsel in der normalen Schwangerschaft durchgeführt und konnten zeigen, daß im Verlaufe der Schwangerschaft das Serumeisen abfällt und die Eisenbindungskapazität zunimmt, also unzweideutige Zeichen eines Eisenmangels auftreten. In guter Übereinstimmung damit haben BOTHWELL u. FINCH (1962) den Eisenbedarf in der Schwangerschaft sehr genau untersucht. Abb. 16 zeigt das Ergebnis. Man erkennt den stark erhöhten Bedarf im 2. u. 3. Trimester. Eine prophylaktische Eisentherapie in der Schwangerschaft erscheint deshalb durchaus angezeigt.

Stellen wir zum Schluß noch einmal alle Ursachen des Eisenmangels zusammen, so ergibt sich folgendes Bild.

Zum Eisenmangel führen:

1. Die physiologischen Eisenverluste, vor allem durch Menstruation, Wochenbett und Lactation bei der Frau.

2. Pathologische Eisenverluste, vor allem durch Blutungen.

3. Fehlen von Begleitfaktoren in der Nahrung, welche die Eisenresorption begünstigen.
4. Auftreten resorptionshemmender Stoffe in der Nahrung und im Verdauungskanal.
5. Störungen der Eisenresorption durch Dysregulation.
6. Mangelhafte Eisenresorption durch Erkrankungen der Magen-Darm-Schleimhaut.
7. Mangelhafte Resorption durch beschleunigte Magen-Darm-Passage.
8. Mangelhafte Eisenübertragung von der Mutter zum Kind bei endemischem Eisenmangel.
9. Mangelhafter Eisengehalt der Nahrung (endemischer Eisenmangel).
10. Gesteigerter Eisenbedarf durch Wachstum und Blutneubildung.

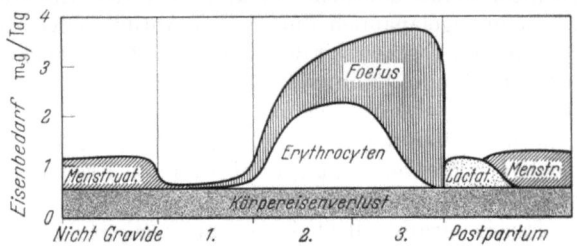

Abb. 16. Der Eisenbedarf in der Schwangerschaft (nach BOTHWELL u. FINCH 1962)

Selten haben wir nur eine einzige Ursache für das Bestehen einer Eisenmangelanämie. Am häufigsten ist dies der Fall bei schweren Blutungen und chronischen Blutungsanämien, obwohl auch hier die Manifestation einer Eisenmangelanämie oft an gleichzeitige Störungen der Eisenresorption geknüpft ist. Die einzelnen Anämiebilder, die früher beschrieben wurden, wie *Chlorose, essentielle hypochrome Anämie, chronische Blutungsanämie* u. a. haben eigentlich nur mehr historische Bedeutung. Heute betrachten wir die gesamte Gruppe der Eisenmangelanämien unter dem einheitlichen Gesichtspunkt der Veränderung des Eisenstoffwechsels und ihrer Ursachen.

Die Therapie der Eisenmangelanämie

Die Therapie der Eisenmangelanämien gründet sich auf den Grundsatz, daß eine krankhafte Erscheinung, die durch einen Mangel an einem bestimmten Stoff ausgelöst ist, nur durch Beseitigung des Mangels abheilt, d. h. also in unserem Falle: Wenn das Eisen fehlt, kann nur Eisen und nichts anderes helfen. Wieweit ist die Praxis oft noch von der Erkenntnis dieses Grundsatzes entfernt! Typische Eisenmangelanämien werden oft jahrelang mit Leber, B_2-Präparaten und anderem erfolglos behandelt.

Die Eisenwirkung bei der Eisenmangelanämie ist im wesentlichen eine Materialwirkung. Die Eisenzufuhr sollte — wenn irgend möglich — zunächst oral erfolgen. Nur wenn Resorptionsstörungen oder Unverträglichkeitserscheinungen, besonders bei vorliegenden Magen-Darm-Erkrankungen, so hochgradig sind, daß eine orale Behandlung wirkungslos bleibt oder nicht durchführbar ist, hat die parenterale Eisenzufuhr ihren Platz.

Selbstverständlich ist vor Beginn einer Eisenbehandlung die *Ausschaltung der Ursachen des Eisenmangels* sorgfältig zu überprüfen. Dies gilt besonders bei den durch Blutverluste hervorgerufenen Eisenmangelanämien. Die Ausschaltung der Blutungsquelle, soweit möglich, ist hier erstes Erfordernis. Aber auch auf Schäden der Ernährung und auf möglichste Beseitigung von Magen-Darm-Erkrankungen ist zu achten.

Die orale Eisentherapie. Durch die ausgezeichneten Studien von BRISE u. HALLBERG 1962 ist die orale Eisentherapie auf eine neue, sehr exakte Grundlage gestellt worden. BRISE u. HALLBERG haben eine neue Methode der Resorptionsprüfung am Menschen eingeführt, die darin besteht, daß sie zwei mit Fe^{55} und Fe^{59} markierte Eisenpräparate einen Tag um den anderen alternierend über einen Zeitraum von 24 Tagen verabreichen und 2 Wochen nach Gabe des letzten Präparats die Aktivität von Fe^{55} und Fe^{59} im Blute messen. Als Standard-Tabletten, auf welche die Resorptionsgröße des zweiten Stoffs bezogen wird,

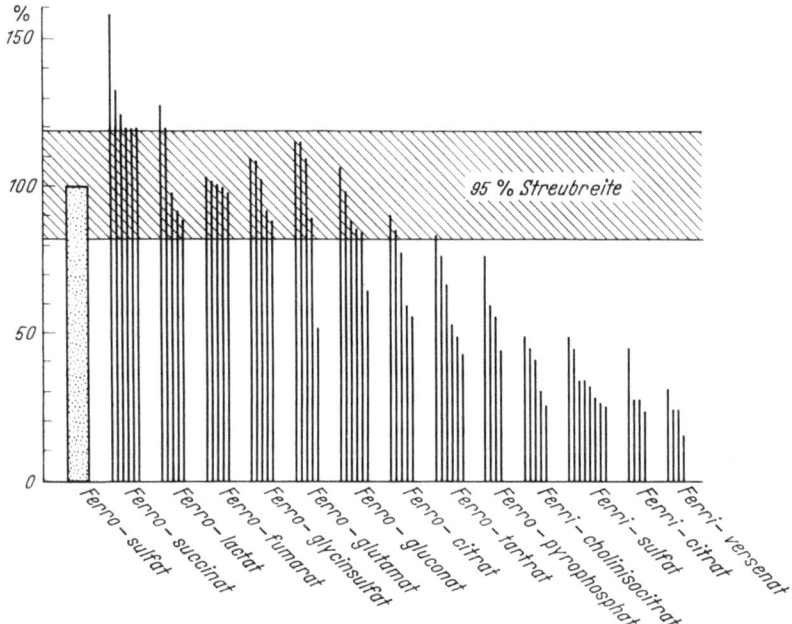

Abb. 17. Resorptionsgröße verschiedener Eisenpräparate im Verhältnis zu Ferrosulfat (geprüft mit Doppelmarkierungstechnik nach BRISE u. HALLBERG 1962). Acta med. scand., Suppl. 376, **171**, 27 (1962)

benützen sie als ersten Stoff Ferrosulfat. Auf diese Weise kommen sie zu völlig vergleichbaren Bedingungen, da sozusagen die eigene Versuchsperson selbst als Kontrollperson dient. Das Ergebnis dieser Prüfung zeigt Abb. 17 von BRISE u. HALLBERG. Man erkennt, daß die Ferri-Eisenverbindungen, wie schon seit HEUBNER bekannt, weit schlechter resorbiert werden als die Ferro-Eisenverbindungen. Unter letzteren zeigen das Ferropyrophosphat, Ferrotartrat und Ferrocitrat eine etwas schlechtere Resorption als Ferrosulfat, Ferrolactat [bereits von GIZINGER und MANNHEIMER (1954) als besonders wirksam empfohlen], Ferrofumerat und Ferroglycinsulfat sowie Ferrogluconat, während Ferrosuccinat besser als Ferrosulfat resorbiert wird. Dies letztere gab Anlaß, die Wirkung der Bernsteinsäure auf die Eisenresorption zu prüfen (BRISE u. HALLBERG 1962), wobei sich zeigte, daß die Bernsteinsäure eine direkte Wirkung auf den Transfer von Eisen durch die Mucosazellen hat.

Für die Praxis bedeutet das, daß man für die orale Eisentherapie die organischen Ferro-Eisenpräparate wählen soll, weil sie weit besser als die Ferri-Verbindungen resorbiert werden und Reizwirkungen auf den Magen-Darm-Kanal geringer sind als bei reinem Ferrosulfat, das zudem nicht haltbar ist, sondern erst durch Zusätze stabilisiert werden muß. Eine besonders günstige Verbindung stellt die Kombination von Ferro-Eisen mit Ascorbinsäure dar. BRISE u. HALLBERG (1962) haben mit ihrer Doppelmarkierungsmethode gezeigt, daß steigende Zusätze von Ascorbinsäure die Eisenresorption wesentlich zu erhöhen vermögen. Sie empfehlen deshalb eine Mischung von 200 mg Ascorbinsäure zu je 30 mg Ferrosulfat.

Die beste Tagesdosis für orale Eisenbehandlung sind 100—300 mg entsprechend 3 mg Fe/kg Körpergewicht. Zusatz von HCl ist bei Anaciden zu empfehlen. Stark gepreßte Tabletten können manchmal mit dem Stuhl unverändert abgehen und sollten deshalb vorher zerstoßen werden. Andere Zusätze — außer Folsäure — sind ohne sicheren Effekt. Lediglich Kobalt scheint eine Verstärkung der Eisenresorption hervorzurufen (WEISSBECKER 1950, WÖHLER u. EMMRICH 1956). In Deutschland stehen die folgenden Ferro-Eisenpräparate zur Verfügung (Angabe des Eisengehalts je Tablette bzw. Dragée):

Ferrostabil (Schering), 22 mg Fe, Ferro-Redoxon (La Roche), 40 mg Fe, Ceferro (Nordmark), 22 mg Fe, Ferro 66, 31 mg Fe, Ferrosanol, 40 mg Fe, Ferrlecit, 66 mg Fe, Ferrocytofol, 40 mg Fe, Plastulen, 102 mg Fe.

Nebenwirkungen in Form von Übelkeit, Erbrechen, Leibschmerzen, Durchfällen sind bei diesen genannten Präparaten nur bei verhältnismäßig wenigen, sehr empfindlichen Patienten vorhanden, so daß man in der überwiegenden Mehrzahl der Fälle eine orale Eisentherapie ohne weiteres durchführen kann.

Die parenterale Eisentherapie. Zwingen aber die genannten Nebenerscheinungen zum Absetzen oder wird mit der oralen Eisentherapie kein Erfolg erzielt, so geht man auf die parenterale Eisentherapie über, vorausgesetzt, daß die Diagnose einer Sideropenie richtig ist. Diese sollte vorher immer nochmals gesichert werden. Die Indikation zur parenteralen Verabreichung von Eisen ist streng zu stellen. Wir möchten sie wie folgt abgrenzen:

1. Bei Magen-Darmerkrankungen, welche eine orale Behandlung nicht zulassen.

2. Bei stärkeren Unverträglichkeitserscheinungen bei oraler Eisengabe, wenn auch Wechsel des Präparates nicht zum Ziele führt.

3. Bei Eisenresorptionsstörungen.

Die parenterale Eisentherapie kann a) intravenös, b) intramuskulär durchgeführt werden. Die von mir begründete intravenöse Eisentherapie mit ascorbinsaurem Eisen ist heute durch Anwendung von Eisenkomplexverbindungen, welche viel langsamer als das ascorbinsaure Eisen die Eisenionen abspalten, gefahrloser und verträglicher gemacht worden. Das injizierte Komplexsalz wandert dabei zunächst ins RES ab und erst von dort werden Fe-Ionen an das Transferrin des Plasmas abgegeben (GIZINGER 1953). Besonders das *Ferrisaccharat* hat sich als sehr gut verträgliches Komplexsalz erwiesen. Aber auch andere Komplexverbindungen, wie sie im Ferronascin, Ferrlecit, Ferrum Nordmark und anderen Handelspräparaten vorliegen, sind meist sehr gut verträglich. Jedoch kommen hier und da Nebenerscheinungen vor in Form von Exanthem, Tachykardie, Übelkeit, Blutdruckabfall bis zu schweren Kreislaufschocks, die sogar manchmal tödlich enden können. Die Einzeldosis schwankt zwischen 20—100 mg Fe pro Injektion. Wegen dieser zum Teil doch gefährlichen Nebenerscheinungen der intravenösen Eisentherapie hat man immer wieder versucht, intramuskulär injizierbare Eisenpräparate einzuführen. Das erste, gut verträgliche, intramuskulär anwendbare Eisenpräparat war das *Eisendextran*, das unter dem Namen Inferron oder Myofer in den Handel kam. Man kann damit große Eisenmengen in relativ kleinem Volumen (200 mg in 4 cm³) i.m. injizieren, ohne daß es zu stärkeren örtlichen

Reizerscheinungen kommt. Es treten aber starke Eiseneinlagerungen in Form von braunen Flecken in der Haut der Umgebung der Injektionsstelle auf. Das Präparat wurde anfangs von zahlreichen Klinikern, wie BÖHNEL u. STACHER 1958, REMY 1961, HAGEDORN (Mayo-Clinic) 1957, CAPPELL et al. 1954, MAHRING u. FRIEDERICI 1960 sehr empfohlen. Jedoch zeigte sich, daß das Eisendextran bei Ratten Sarkome erzeugt (RICHMOND 1959, HADDOW u. HORNING 1960, UNDRITZ u. FRAENKEL 1964, LUNDIN u. FIELDING 1962). Diese Sarkome wurden bisher jedoch nur bei Ratten und Mäusen sowie bei Kaninchen beobachtet, aber niemals bei Hunden (LUNDIN 1962). Bei Menschen wurden trotz weiterer Anwendung der intramuskulären Dextran-Eisenpräparate keine sicheren, sich auf das Eisen beziehenden Sarkombildungen beobachtet; doch ist der zeitliche Abstand

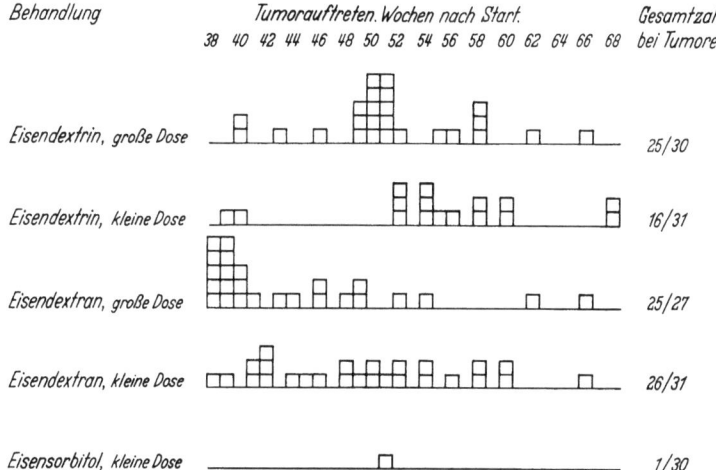

Abb. 18. Tumorbildung bei Ratten nach Verabreichung von Eisendextrin, Eisendextran und Eisensorbitol (nach LUNDIN in: AMATO, Jectoferkonferenz 1962)

noch nicht genügend. Von BAKER, GOLDBERG, MARTIN u. SMITH (1961) wurden bei 17 Patienten Biopsiematerial vom Ort früherer therapeutischer Dextran-Eisen-Injektionen entnommen und untersucht, darunter Fälle, welche sehr große Dosen 2—3 Jahre lang erhalten hatten. Die histologische Untersuchung zeigte lediglich eisenbeladene Histiocyten. In einem Fall, welcher 450 cm^3 Eisen-Dextran-Lösung erhalten hatte, entsprechend = 20 g Eisen, waren die eisenbeladenen Histiocytenanhäufungen so groß, wie man sie bei Tieren sieht, die später Sarkome erhalten, so daß auch eine Geschwulstbildung bei Menschen möglich erscheint. Bisher ist, soweit ich die Literatur überblicken konnte, nur ein Fall beobachtet worden, bei welchem 4 Jahre nach Eisen-Dextran-Injektionen ein Sarkom an der Injektionsstelle auftrat (ROBINSON, BÉL u. STURGI). Es hat sich gezeigt, daß bei Verwendung von Eisendextrin statt Eisendextran die Rattensarkome viel später erscheinen, jedoch etwa in derselben Zahl. Dagegen zeigt eine neue Sorbitol-Eisencitratverbindung (Jecofer) unter denselben Bedingungen, bei denen Dextran-Eisen in 25 von 30 Tieren Tumoren erzeugt, nur bei einem einzigen Tier eine Fibrombildung. Seine tumorbildende Eigenschaft ist also so gering, daß für den Menschen keine Gefahr mehr besteht (LUNDIN 1962, s. Abb.18). Dazu kommt, daß das Sorbitol-Eisen außerordentlich rasch vom Ort der Injektion im Gegensatz zum Dextran in die Blutcapillaren direkt resorbiert wird, so daß nurmehr 60—70% der verabreichten Dosis in den ersten 3 Std und 85—95% innerhalb 24 Std am Ort der Injektion nachweisbar sind, während alle anderen intramuskulären Eisenpräparate in der Hauptmasse Tage bis Wochen an der Injektionsstelle liegenbleiben und dort Reizwirkungen bis zur Tumorbildung entfalten können. Die rasche Resorption des Sorbitol-Eisens führt zu einem hohen Serum-Eisen-Anstieg und zu einer Sättigung des Transferrins für mehrere Stunden. Auch wird ein relativ großer Teil (25—30%) beim Menschen im Harn wieder ausgeschieden. In klinischen Versuchen hat sich Sorbitol-Eisen sehr bewährt (Mc Curdy, Fielding, Ley 1962). Die intramuskuläre Injektion wird gut vertragen. Nur vereinzelt werden geringe örtliche Reaktionen beobachtet. Allgemeinreaktionen, wie sie bei intravenöser Anwendung so gefürchtet sind, kamen nicht zur Beobachtung. Die Gegenindikation gegen intramuskuläre Sorbitol-Eisen-Verabreichung besteht nur bei akuter Nephritis, bei Lebererkrankungen und bei Anämien mit herabgesetzter latenter Eisenbindungskapazität.

Dosierung der parenteralen Eisentherapie. Um den Hämoglobinspiegel um 1 g-% zu erhöhen, sind etwa 150—200 mg Fe notwendig. Darüber hinaus sollte man nach Erreichung normaler Hämoglobin- und Erythrocytenwerte noch 1 g Eisen zur Füllung der entleerten Eisendepots zugeben. Die parenterale Eisendosis errechnet sich also folgendermaßen: Fehlende g-% Hb (bis zum Normalspiegel) × 200 + 1 g. Ein Patient mit 7 g-% Hb müßte als neunmal 0,2 + 1 = 2,8 g Fe i.v. oder i.m. erhalten. Beim Jekofer muß die Dosis wegen des Verlustes durch die Nieren um 30% erhöht werden. Am besten gibt man einmal täglich 100—200 mg. Mehr als 4 g Eisen sollte nicht verabreicht werden, da das parenteral verabreichte Eisen im Organismus über Jahre hindurch zurückbleibt. Durch hohe Dosen können schädliche Eisenspeicherungen bis zu Hämochromatose-ähnlichen Krankheitsbildern entstehen.

Die Wirkung der Eisentherapie bei Eisenmangelanämien. Die Wirkung der Eisentherapie ist von der Wahl des Präparats, seiner Resorptionsgröße und von dem Grad der Anämie sowie dem Fehlen und dem Vorhandensein von Hemmungsfaktoren abhängig. Den stärksten Effekt erzielt man mit parenteraler Therapie bei schweren Anämien. Die ersten Veränderungen sieht man im Knochenmark. Die zahlreichen Proerythroblasten und basophilen Erythroblasten wandeln sich in Normoblasten um (Beseitigung der Reifungshemmung). Am 5.—8. Tage nach Beginn der Eisentherapie steigt die Reticulocytenzahl. Sie erreicht am 7.—10. Tag meist ihren Gipfel. Die Höhe dieser „Reticulocytenkrise" ist vom Grad des Ausgangswertes an Hämoglobin abhängig. Man sieht gewöhnlich Zahlen zwischen 40—300%$_{00}$. Meist ist bei der Eisentherapie der Eisenmangelanämie die Reticulocytenkrise nicht so stark ausgeprägt wie bei der B_{12}-Behandlung der Perniciosa. Im Anschluß an die Reticulocytenvermehrung setzt die Zunahme der Erythrocytenzahl und der Hämoglobinwerte ein. Die Erythrocyten nehmen eine stärkere Hämoglobinfüllung an, der Hämoglobingehalt des Einzelerythrocyten steigt an; ebenso nehmen Erythrocytenzahl und Hämoglobinwerte zu. Erythrocytendurchmesser und das Erythrocytenvolumen normalisieren sich. Die tägliche Zunahme an Hämoglobin beträgt bei guter Eisentherapie 0,1—0,2 g-% pro Tag, bei parenteraler Therapie kann sie Werte bis 0,25 g-% erreichen. Erfolgt die Zunahme langsamer als 0,1 g-% pro Tag oder tritt keine Besserung des Blutbildes ein, dann handelt es sich entweder um eine falsche Diagnose oder um das Weiterbestehen von Blutungen oder um vorliegende inhibierende Faktoren. Als solche gelten in erster Linie Infekte sowie maligne Tumoren der verschiedensten Art. Eine gleichzeitige Bestimmung des Plasmakupfers kann hier Aufklärung bringen, welches bei der reinen Eisenmangelanämie meist nicht höher als 140 μg-% liegt. Ebenso kann eine bestehende Nierenerkrankung oder eine Hypothyreose als Hemmfaktor wirken. Gleichzeitig mit dem Anstieg der Blutwerte setzt die allgemeine Erholung ein. Die Müdigkeit schwindet, der Appetit nimmt zu, die Temperatur normalisiert sich, Atemnot und Kreislaufbeschwerden verschwinden; ebenso werden die Veränderungen der Fingernägel, die Zungenveränderungen und die oesophageale Dysphagie rasch beseitigt.

Die klare Kenntnis der Eisenmangelnatur einer vorliegenden Anämie muß die eindeutige Indikation zur Eisentherapie zur Folge haben, welche in unkomplizierten Fällen zu einem vollen und endgültigen Erfolg führt. Alle anderen therapeutischen Mittel und Maßnahmen sind unnötig. Bluttransfusionen mit ihren immer noch bestehenden Gefahren, vor allem der Hepatitisübertragung, sind bei der unkomplizierten Eisenmangelanämie *kontraindiziert*. Über die medikamentöse Therapie hinaus sollte man bei Schwangeren, im Wochenbett, bei Ammen, bei Blutspendern, bei Gastrektomierten, sowie bei Kleinkindern im ersten und zweiten Lebensjahr eine *Eisenprophylaxe* betreiben.

3. Die eisentherapierefraktären hypochromen Anämien

Schon 1941 hat HEILMEYER auf eisenrefraktäre hypochrome Anämieformen aufmerksam gemacht und in diesen Fällen eine Verwertungsstörung für Eisen angenommen. Inzwischen sind diese Anämieformen klarer herausgearbeitet worden. Sie zerfallen in mehrere Gruppen, die zum Teil an anderer Stelle dieses Handbuchs behandelt werden. Ein Teil geht mit Erhöhung des Serumeisens, ein anderer Teil mit Verminderung einher.

a) Eisenrefraktäre hypochrome Anämien mit Erhöhung des Serumeisens

α) Die Thalassämie

In den südlichen Ländern um das Mittelmeer ist die häufigste Form einer eisenrefraktären hypochromen Anämie die Thalassämie, welche in homo- und heterozygoter Form vorkommt. Die heterozygote Thalassaemia minor oder minima ist einer Eisenmangelanämie außerordentlich ähnlich. Sie zeigt ein deutlich hypochromes Blutbild, das nur durch die große Zahl von Targetzellen ihren besonderen Charakter hat. Eine sichere Unterscheidung ermöglicht die Bestimmung des HbF und des HbA_2-Anteils am Hämoglobin, welcher bei β-Thalassämie immer erhöht ist. Ebenso ist die ungesättigte Eisenbindungskapazität nicht — wie beim Eisenmangel — erhöht, sondern deutlich vermindert. Eine Eisenfärbung des Knochenmarks zeigt außerdem eine Vermehrung der eisengefüllten Reticulumzellen sowie besonders vermehrt Sideroblasten. So ist eine sichere Unterscheidung gegenüber der Eisenmangelanämie möglich. Die Thalassämie beruht auf einer genetisch bedingten verminderten Globinsynthese. Sie wird ausführlich an anderer Stelle besprochen (s. S. 384ff.).

β) Die sideroachrestischen Anämien

Historisches. Bereits in der ersten Auflage dieses Handbuchbandes „Blut und Blutkrankheiten" 1941 machte HEILMEYER auf hypochrome Anämien aufmerksam, welche auf Eisentherapie nicht ansprachen. Er vermutete eine Eisenverwertungsstörung. 16 Jahre später, 1957, konnte er auf der 12. Jahresversammlung der schweizerischen hämatologischen Gesellschaft in Schaffhausen über zwei Brüder berichten, die offenbar auf kongenitaler Basis an einer solchen Eisenverwertungsstörung litten. — Gemeinsam mit seinen Mitarbeitern EMMRICH, HENNEMANN, KEIDERLING, LEE, BILGER und SCHUBOTHE konnte er das vollständige Bild dieser früher nicht aufgeklärten Anämieformen liefern (1958). Wenige Monate *nach* der ersten Mitteilung von HEILMEYER u. Mitarb. haben

Garby u. Mitarb. völlig unabhängig von den erstgenannten Autoren einen ähnlichen Fall veröffentlicht und ähnlich gedeutet (1957). Ein Jahr vorher hatte Björkman das Bild einer erworbenen Anämie mit denselben klinischen Symptomen aufgezeigt (1956). Heilmeyer u. Mitarb. faßten alle diese Anämien, die sowohl morphologisch, wie auch bezüglich des Eisenstoffwechsels ähnliche Verhältnisse, und zwar eine charakteristische Eisenverwertungsstörung zeigten, unter der Bezeichnung „sideroachrestische Anämien" (von $\sigma\iota\delta\varepsilon\varrho\varsigma$ sideros = das Eisen und $\alpha\chi\varrho\sigma\nu\varepsilon\iota\nu$ = achrestain = nicht gebrauchen können) zusammen. Diese Bezeichnung hat sich allmählich durchgesetzt und ist von einer Gruppe führender Hämatologen der verschiedensten Länder anerkannt worden. Inzwischen sind zahlreiche Fälle kongenitaler und erworbener Form in der Literatur mitgeteilt worden und haben die Kenntnis dieser Krankheitsbilder wesentlich erweitert Ganz besonders interessant ist die Beziehung dieser Anämien zur *Hämochromatose* und zum *Pyridoxin-Mangel*. Auf dem Internationalen Hämatologenkongreß in Lissabon 1963 und Stockholm 1964 wurde von einer Gruppe führender Hämatologen folgende Definition und Nomenklatur der sideroachrestischen Anämien ausgearbeitet: „Unter der Bezeichnung sideroachrestische Anämien werden solche Formen von Anämien zusammengefaßt, bei welchen folgende charakteristische Gruppe von Abweichungen gefunden wird. Diese bestehen in verschiedenen Arten der Störung der Hämsynthese, begleitet von erythropoetischer Hyperplasie des Knochenmarks, exzessiver Anhäufung von Nicht-Hämoglobin-Eisen in den kernhaltigen roten Vorstufen. Im Lichtmikroskop ist das Eisen in Form von plumpen Granula um den Kern herum angeordnet (sideroachrestischer Erythroblasten oder Ringformen). Elektronenoptisch wird das Eisen zum großen Teil in den *Mitochondrien* gefunden. Zusätzlich findet sich eine Siderose der Leber und anderer Organe. Das Bild gleicht in seinen Befunden den experimentellen Pyridoxinmangel-Anämien. Eine begrenzte Zahl von sideroachrestischen Anämien ist auf Pyridoxin-Verabreichung empfindlich (pyridoxinsensible Anämien).

Diese Anämien sind entweder genetisch bedingt oder erworben. Die genetisch bedingte Form dieses Syndroms wird als „Anaemia hypochromica sideroachrestica hereditaria" (AHSH) bezeichnet, die erworbene Form als „Anaemia sideroachrestica oder sideroblastica aquisita idiopathica". Eine sideoachrestische Störung wurde auch in einer Zahl anderer Anämien, wie der Thalassämie, einigen Hämoglobinopathien, Anämien toxischen Ursprungs, Infektanämien und Neoplasien besonders des Blutes gefunden. In solchen Fällen sprechen wir von Anämien, kombiniert mit sideroachrestischer Störung.

Die frühzeitige Diagnose von sideroachrestischen Anämien ist von klinischer Bedeutung, weil es möglich ist, daß ohne Behandlung die Eisenüberladung gefährlich werden kann. Die Behandlung besteht in der Entfernung des überschüssigen Eisens und ist bereits im frühen Stadium der Krankheit angezeigt. In allen Fällen, in welchen eine Kombination von Hypersiderämie, erythropoetischer Hyperplasie und Sideroblastose gefunden wird, ist eine sorgfältige Suche nach irgendeiner Ursache notwendig, wie nach Neoplasmen, nach chronischen Infekten oder verschiedenen Formen von Vergiftungen oder anderen seltenen Ursachen dieses Syndroms.

Einteilung der sideroachrestischen Anämien. Die sideroachrestischen Anämien werden demnach in zwei Gruppen eingeteilt:

1. Idiopathische oder primäre sideroachrestische Anämien (sideroachrestische Anämien im engeren Sinne):

a) Anaemia hypochromica sideroachrestica hereditaria (Heilmeyer u. Mitarb. 1957).

b) Die erworbene Anaemia sideroblastica idiopathica aquisita (BJÖRKMAN).

2. Symptomische Formen mit sideroachrestischer Störung:

a) Bei Pyridoxinmangel.

b) bei Bleivergiftung.

c) Bei verschiedenen Blutgiften.

d) Bei verschiedenen Neoplasien, besonder des Blutes.

e) Bei Thalassämie.

f) Bei chronischer Polyarthritis, Myxödem, perniziöser Anämie und malabsorption syndrom (nach McGibbon und Mollin 1965).

g) Nach antituberkulösen Mitteln (Verwilgheu et al. 1965)

Die kongenitale sideroachrestische Anämie

(Anaemia hypochromica sideroachrestica hereditaria, AHSH)

Hypochrome Anämien mit hohem Serumeisen, welche auf Eisentherapie nicht ansprechen, wurden schon früher wiederholt beschrieben, so von Cooley 1945, welcher sie in einer Familie holländischer Herkunft bei 19 männlichen Mitgliedern nachwies. Frauen waren nie befallen. Es fehlen in dieser Arbeit jedoch Angaben über Sideroblasten im Knochenmarksbefund und über Porphyrinstoffwechselbefunde, so daß eine sichere Identifizierung nicht möglich ist. Auch die von Rundless und Falls 1946 mitgeteilten Fälle einer geschlechtsgebundenen hypochromen Anämie lassen einen Zusammenhang mit der hereditären sideroachrestischen Anämie nur vermuten. 1949 berichteten Mills und Lucia über zwei Halbbrüder in einer Familie mit einer eisenrefraktären hypochromen Anämie, die bereits seit früher Kindheit bestand. Bei dem einen Bruder fand sich gleichzeitig eine Hämochromatose, jedoch kann eine Thalassämie nicht mit Sicherheit ausgeschlossen werden. Seit der ersten vollständigen Beschreibung von Heilmeyer u. Mitarb., sowie von Garby u. Mitarb. 1957, sind eine ganze Reihe weiterer Fälle bekannt geworden (Lüdin 1958, Gelpi u. Ende 1958, Crosby u. Sheehy 1860, Bernard, Bessis, Boiron, Mallassenet u. Caroli 1960, Mallarmé, Bessis, A. u. M. Gajdos, Boivin u. Nicolo 1960, Byrd u. Cooper 1963, Verloop, Bierenga u. Diezraad-Njoo 1962, Verloop u. Mitarb. 1964, Farreras-Valenti et al. 1964, Losowski u. Hall 1965).

Das klinische Bild. Die Erkrankung ist bereits in früher Jugend nachweisbar, wird aber oft übersehen, da die Anämie geringgradig ist und subjektive Symptome oft fehlen. Männer werden wesentlich häufiger befallen als Frauen. Wahrscheinlich gehören weibliche Fälle zu einer anderen Untergruppe der kongenitalen sideroachrestischen Anämie, so daß die verbreitetste Form geschlechtsgebunden ist und nur das männliche Geschlecht befällt. Losowski u. Hall (1965) haben jüngst einen Stammbaum über 4 Generationen mitgeteilt. Die Erkrankung war geschlechtsgebunden und wurde recessiv vererbt. Die weiblichen Konduktorinnen waren entweder völlig gesund oder zeigten die typischen Erythrocytenveränderungen, aber niemals eine Anämie. Die Krankheit scheint besonders im Norden vorzukommen.

Die Patienten fühlen sich im allgemeinen ziemlich wohl, da die Anämie nur mäßige Grade erreicht. Sie sind meist arbeitsfähig. Erst mit der Entwicklung einer Hämochromatose wird das Allgemeinbefinden stärker gestört. Verloop u. Mitarb. (1964) beobachteten bei einigen Fällen ein Zurückbleiben der körperlichen Entwicklung. *Hämatologisch* zeigt die Anämie leichte Grade zwischen 9 und 13 g-%. Die Erythrocyten sind meist normal, manchmal sogar leicht erhöht, jedoch ist der Hämoglobingehalt der Erythrocyten stets stark herabgesetzt. HbE meist tief unter 30, häufig 20 γ/γ. Das Erythrocytenvolumen ist deutlich reduziert, der sphärische Index etwas herabgesetzt, ebenso der mittlere Erythrocytendurchmesser verkleinert. Reticulocyten normal oder gering erhöht. Die osmotische Resistenz zeigt eine sehr stark erhöhte Resistenzbreite, wie bei schwerem Eisenmangel oder bei Thalassämie. Im Blutausstrich sieht man vereinzelt Targetzellen, meist nicht so viele wie bei Thalassämie, daneben Anisocytose, auch Poikilocytose. Leukocyten- und Thrombocytenzahl sind immer normal. Im Knochenmark findet sich stets das Bild einer hochgradigen *Hyperplasie des erythropoetischen Systems*. Besonders charakteristisch ist die große Zahl von kernhaltigen Roten mit dicken klumpigen Eiseneinschlüssen („sideroachrestische Sideroblasten", Abb. 19). Elektronenoptische Untersuchungen von BESSIS und BRETTON-

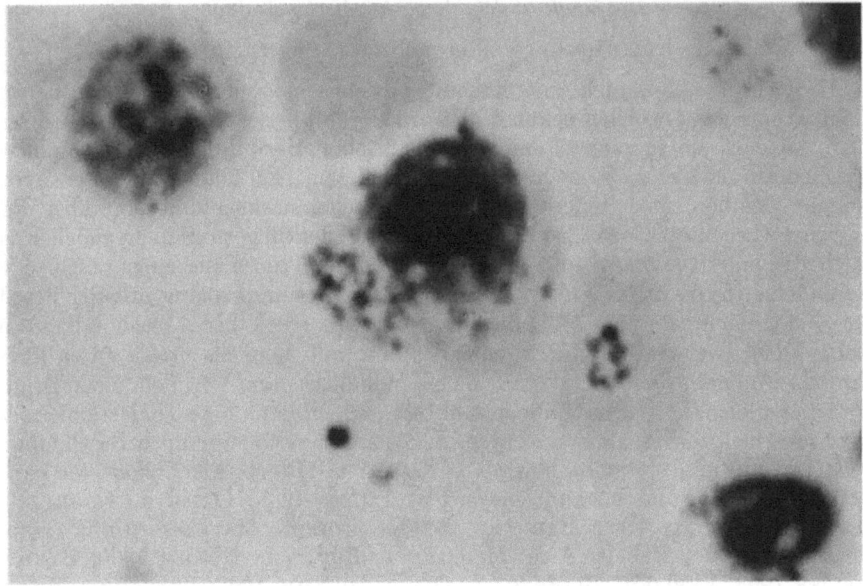

Abb. 19. „Sideroachrestischer Sideroblast" mit plumpen Eisengranula. Daneben ein Siderocyt

GORIUS sowie von HEILMEYER u. Mitarb. zeigen, daß das Eisen in den Erythroblasten in dreierlei Form vorkommt: 1. In Form freier Ferritin-Granula im Protoplasma zerstreut, 2. in Form von Anhäufungen des Ferritins in großen runden Körperchen (Siderosomen), 3. und das ist besonders charakteristisch, in einer massiven Anhäufung des Eisens *innerhalb der Mitochondrien* (Abb. 20). Außer den kernhaltigen Roten zeigen auch die Reticulumzellen massive Eiseneinlagerungen (MERKER). Der sideroblastische Index nach VERLOOP ist stets sehr stark erhöht; er liegt weit über 100 (normal 20—60). Diese Feststellung ist besonders zur Differentialdiagnose gegenüber Thalassämie wichtig. *Blutchemische Befunde:* Das Serumeisen ist stets stark erhöht; die Werte liegen zwischen 200 und 400 μg-%. Dementsprechend ist die latente Eisenbindungskapazität stark herabgesetzt. Das Serum-Bilirubin ist normal, das Serum-Kupfer normal. Wichtig ist eine charakteristische Abweichung im Porphyrinstoffwechsel, die darin besteht, daß das Erythrocytenkoproporphyrin (ECP) stets erhöht ist, während das Erythrocytenprotoporphyrin normal oder vermindert ist (GARBY u. Mitarb 1957, HEILMEYER u. Mitarb. 1964). Vereinzelt wurden auch Fälle mit erhöhtem Protoporphyrin gesehen, jedoch kann es sich dabei um eine vorübergehende Störung handeln, wie sie bei Infekten, unter Einfluß von Arzneien, von Eisenmangel, von Blutungen usw. auftritt.

Das Hämpräkursorenmuster dieser Fälle zeigt Abb. 21. Man erkennt die Vermehrung des Koproporphyrins bei normalem Protoporphyrin in den Erythrocyten sowie die Vermehrung des Koproporphyrins im Harn. Vielleicht liegt bei der Erkrankung einer Störung im Übergang von Koproporphyrinogen zum Protoporphyrinogen vor, also eine Schädigung oder ein angeborener Defekt des Ferments Koproporphyrinogenoxydase. Jedoch ist das vorerst noch eine Hypothese. Besonders schön kommt die Eiseneinbaustörung bei ferrokinetischen Untersuchungen zutage, wie sie zuerst von HEILMEYER, KEIDERLING u. Mitarb. 1958 angestellt worden sind. Der Eiseneinbau in die Erythrocyten erwies sich dabei

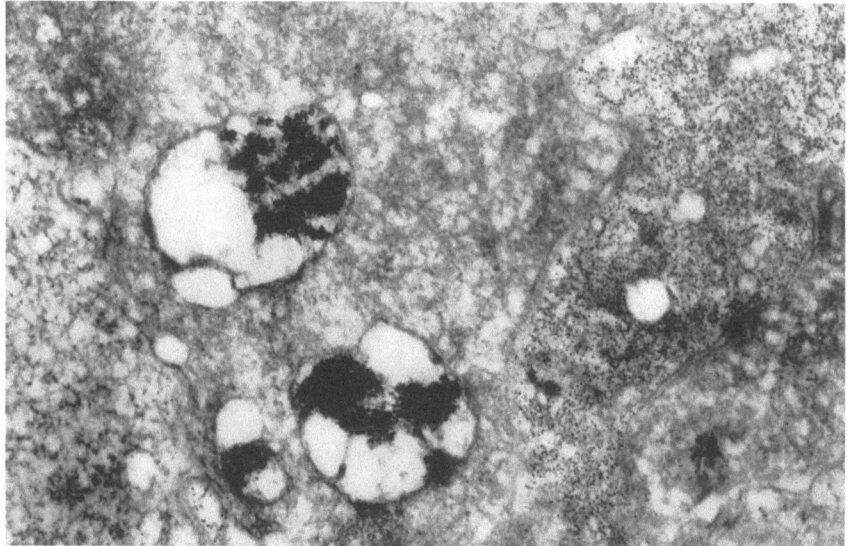

Abb. 20. Elektronenoptisches Bild eines „sideroachrestischen Sideroblasten" mit massiven Eiseneinlagerungen in die degenerierten Mitochondrien, daneben Ferritineisen diffus verteilt

als stark vermindert (Abb. 22), wobei allerdings die starke Verdünnung des verabreichten Eisens durch den übermäßig großen Eisenpool dieser Fälle berücksichtigt werden muß. Messungen von außen lassen eine Abwanderung des Eisens vor allem in die Leber erkennen, während das Knochenmark gegenüber der Norm vermindert beliefert wird (Abb. 23). Die Erythrocytenüberlebenszeit ist normal oder geringgradig verkürzt. Ein weiteres wichtiges Syndrom der Anaemia hypochromica sideroachrestica hereditaria ist die *starke Siderose*, welche sich in allen Fällen findet, auch wenn sie niemals Bluttransfusionen oder parenterales Eisen erhalten haben. Bei diesen Fällen funktioniert also aus irgendeinem Grund die regulatorische Eiseneinfuhrsperre nicht, die sich sonst einstellt, wenn die Eisendepots überladen sind. Es kommt zu starken Eiseneinlagerungen in der Leber, wie man in allen Fällen nachweisen kann, bei längerer Dauer auch in anderen Organen, so daß schließlich das Bild der *sekundären* schweren *echten Hämochromatose* entsteht. Über den *Erbmodus* ist noch wenig bekannt. Wenn es sich weiterhin bestätigt, daß nur Männer von dieser Störung befallen werden, muß eine Vererbung im X-Chromosom angenommen werden. Die zur Beobachtung kommenden weiblichen Fälle müssen genau analysiert werden, um nachzuweisen, ob in diesen Fällen nicht eine andere Störung der Hämsynthese vorliegt, wie das

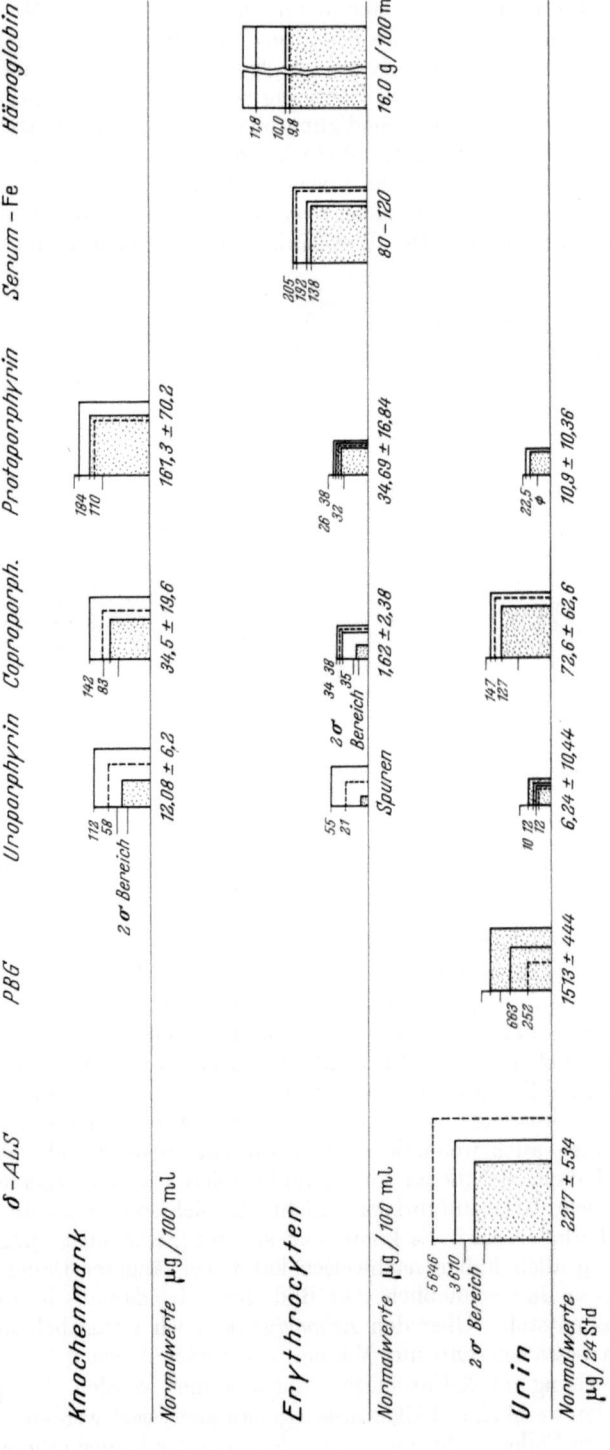

Abb. 21. Hämpräkursorenmuster einer AHSH

sich in einem Falle von HEILMEYER u. Mitarb. ergab. REDMOND et al. haben eine Familie mit geschlechtsgebundener sideroachrestischer Anämie mitgeteilt, in der die Anämie noch durch Hautpigmentation und Duodenalulcus oder Dyspepsie komplizert war. *Differentialdiagnostisch* sind vor allem symptomatische Formen von sideroachrestischer Anämie auszuschließen, so vor allem Bleivergiftungen, dann Behandlung mit Isonicotinsäurehydrazid, Stickstofflost, Pyridoxinmangel und ähnliche Bilder. Gegenüber der erworbenen Form ist der Nachweis seit früher Jugend, die starke und totale Hypochromie und das Verhalten der Erythrocytenporphyrine wichtig. Gegenüber der Thalassämie ist der Ausschluß einer Erhöhung von HbF und HbA$_2$ notwendig, im Zweifelsfalle sind auch die Familienmitglieder daraufhin zu untersuchen. Ferner ist das Bild des Hämpräkursorenmusters bei der Thalassämie ein anderes. Auch ist der Sideroblasten-Index bei der Thalassämie bedeutend niedriger. Es

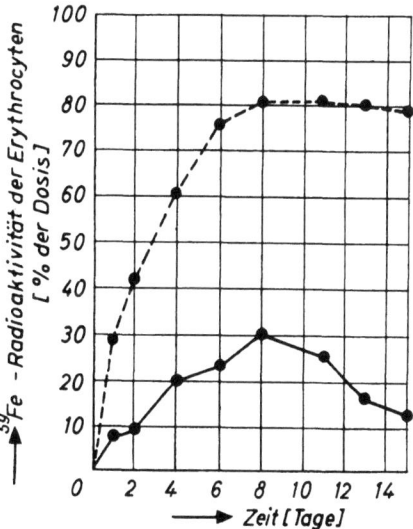

Abb. 22. Einbau von Fe^{59} in die Erythrocyten eines Gesunden (●--●--●) und bei AHSH (●–●–●)

fehlen bei der Thalassämie meistens auch die sideroachrestischen Sideroblasten oder sind nur in ganz geringer Zahl vorhanden.

Therapie. Trotz der Schwierigkeit, kongenitale Defekte zu behandeln, reagiert ein Teil vorzüglich auf große Gaben von Vitamin B$_6$, ohne daß ein sicherer

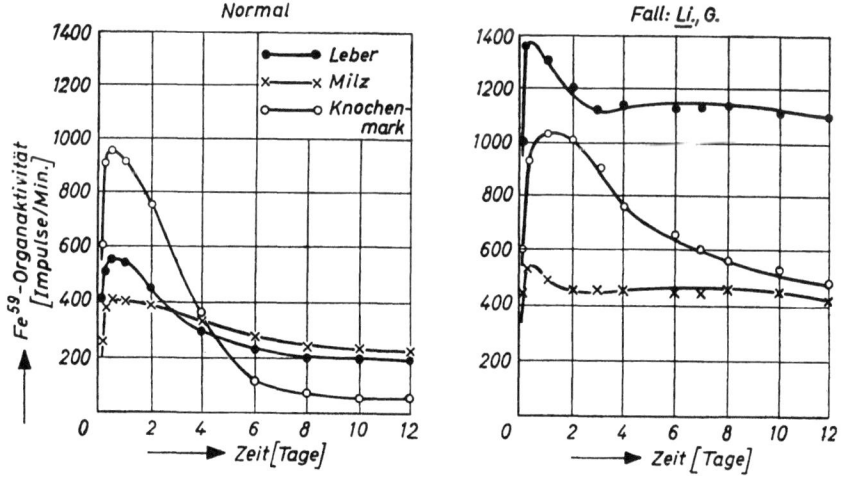

Abb. 23. Strahlung über Leber, Milz und Knochenmark (Sacrum) nach Gabe von Fe^{59} bei einem Gesunden (links) und einem Falle von AHSH (rechts)

B$_6$-Mangel die Ursache wäre (s. darüber Abschnitt B$_6$-sensible Anämien, S. 52). Man sollte deshalb in allen Fällen einen Versuch mit B$_6$ machen. Besserungen sind auch nach Gaben von Folsäure und Vitamin C, sowie nach ungereinigten Leberextrakten gesehen worden. B$_{12}$ ist wirkungslos, Eisen ist schädlich. Auch muß man sich vor Bluttransfusionen hüten, da dadurch die Siderose vermehrt und ihre Entstehung beschleunigt wird. Oft muß man mehrere B-Vitamine kombiniert geben, während die Anämie auf die einzelnen B-Vitamine *nicht* anspricht (FRERICHS u. BECK). Weiterhin muß alles getan werden, um die Siderose oder die Hämochromatose zu verhüten bzw. zu beseitigen. Letzteres gelingt durch Desferrioxaminbehandlung oder durch Aderlässe. CROSBY und SHEEHY haben zeigen können, daß durch Aderlässe die Hämoglobinsynthese gesteigert werden kann, wenn auch nicht im selben Grade wie bei Gesunden.

Kongenitale hypochrome sideroachrestische Anämie mit einem anderen Typ der Hämsynthesestörung

HEILMEYER u. CLOTTEN konnten bei einer 30jährigen Frau genau das gleiche klinische und hämatologische Bild, wie sie die männlichen Fälle von Anaemia hypochromica sideroachrestica hereditaria zeigen, feststellen, jedoch ergab die Untersuchung der Erythrocytenporphyrine, daß diese durchwegs außerordentlich stark erniedrigt waren. Es lag jedoch kein Pyridoxinmangel vor, denn auf B_6 sprach die Anämie nicht an. Es war zu vermuten, daß eine Störung im ersten Schritt der Hämsynthese besteht. Tatsächlich konnten HEILMEYER u. CLOTTEN im Harn dieser Patientinnen ein stabilisiertes Derivat der α-amino-β-keto-Adipinsäure nachweisen, ein Stoff, der als Intermediärprodukt des ersten Schritts der Hämsynthese bekannt ist. Bisher ist kein zweiter ähnlicher Fall beschrieben worden.

Die erworbene essentielle oder primäre sideroachrestische Anämie (Anaemia sideroblastica aquisita idiopathica)

Diese Erkrankung wurde von BJÖRKMAN 1956 erstmals unter der Bezeichnung „Chronic refractory Anemia with sideroblastic bone marrow" beschrieben. 1958 haben dann HEILMEYER u. Mitarb. weitere Fälle mitgeteilt und die Ferrokinetik sowie den Porphyrinstoffwechsel studiert. Sie gaben der Krankheit die Bezeichnung „Anaemia refractaria sideroblastica". 1959 beschrieben DACIE u. Mitarb. sieben weitere Fälle unter der Bezeichnung „Refractory normoblastic Anemia", eine Bezeichnung, die nicht sehr glücklich ist, da es viele andere refraktäre Anämien mit normoblastischem Mark gibt. In der Folgezeit wurden zahlreiche weitere Fälle von FABER 1958, BJÖRKMAN 1959, MAIER 1959, BIRK et al. 1960, HAYHOE u. QUAGLINO 1960, HEILMEYER et al. 1960, BELL u. SHEWCHUK 1961, ROZMAN, WOESSNER, MASSIERE u. CODINA-PUIGGEROS, ferner von VEYRATH u. MAURICE 1961 sowie von VERLOOP u. Mitarb. 1962 u. 1964, LARIZZA 1962 und MCGIBBON u. MOLLIN (1965) mitgeteilt.

Klinisches Bild. Im Gegensatz zur angeborenen Form kommt diese Erkrankung vorzugsweise im höheren Alter vor, am häufigsten zwischen 50 und 70 Jahren. Die Abgrenzung gegenüber symptomatischen Formen bei Erythroleukämie ist manchmal schwierig. Eine Geschlechtsgebundenheit liegt nicht vor. Das Krankheitsbild ist meist schwerer als bei der angeborenen Form. Die Anämie kann höhere Grade erreichen und führt zu stärkerer Beeinträchtigung des Allgemeinbefindens mit Müdigkeit, Schwäche, Leistungsabnahme, Kurzatmigkeit, Herzklopfen.

Hämatologische Befunde. Im Gegensatz zur kongenitalen Erkrankung sind bei der erworbenen sideroblastischen Anämie Hämoglobin und Erythrocyten gleichmäßig herabgesetzt. Der Hämoglobingehalt des einzelnen Erythrocyten stellt sich im Durchschnitt als normal dar und liegt zwischen 30 und 34 γ/γ. Jedoch zeigt der Blutausstrich, daß neben normal gefüllten, ja sogar hyperchromen Erythrocyten, eine ganze Reihe stark hypochromer Erythrocyten, sogar Targetzellen vorkommen. Es liegt also eine *partielle Hypochromie* vor, die bedingt ist dadurch, daß nur ein Teil der Erythrocytenpopulation von der Störung befallen ist. Jedoch kommen auch bei der erworbenen Form Fälle mit totaler Hypochromie und herabgesetztem Hämoglobingehalt des einzelnen Erythrocyten vor [Fall von MAIER (1959), von VEYRATH u. MAURICE (1961), GARDENER et al. (1962)]. Der Hämoglobingehalt bei den bisher mitgeteilten Fällen lag zwischen 3 und 12 g, die Erythrocytenzahl zwischen 1 und 4 Millionen. Der Erythrocytendurchmesser ist meist vergrößert. Die Leukocyten und Thrombocyten sind meist in normaler Zahl vorhanden oder leicht herabgesetzt. Vereinzelt kommen Fälle mit Leukopenie und Thrombopenie vor (MOLLIN 1965). Im Knochenmark findet sich wie bei der kongenitalen Form eine starke erythropoetische Hyperplasie mit Linksverschiebung der kernhaltigen Vorstufen. Bei der Eisenfärbung zeigen sich zahlreiche (80—90% der Kernhaltigen) plumpe Eisengranula, die ringförmig um den Kern angeordnet sind (sideroachrestische Sideroblasten). Der Sideroblastenindex liegt zwischen 130—250 (MERKER u. KRAUSS 1964, BOUSSER et al. 1965). Auch die kernlosen Siderocyten sind im Knochenmark vermehrt. Sehr häufig sieht man bei der erworbenen Form der Erkrankung megaloblastoide Formen im Knochenmark. Von BESSIS u. BRETON-GORIUS (1964), sowie von LARIZZA (1964) wurde das Knochenmark elektronenoptisch untersucht. Dabei zeigen zahlreiche Erythroblasten schwerste Eisenanhäufungen in den Mitochondrien mit schweren Strukturstörungen dieser Zellorganellen. BESSIS hat gezeigt, daß neben diesen schwer gestörten sideroachrestischen Sideroblasten vollkommen normale Erythroblasten vorkommen, was er als Zeichen der verschiedenen Populationen — einer gesunden und einer kranken Population — auffaßt, die sich auch im peripheren Blut wie oben erwähnt ausdrückt. Neben den Eiseneinlagerungen in den Erythroblasten finden sich auch in den Reticulumzellen starke Eiseneinlagerungen. In den Leberzellen fand LARIZZA (1964) die typische Form einer vermehrten Eisenspeicherung, jedoch niemals Eisen in den Mitochondrien der Leberzellen, wie das BESSIS bei kongenitalen Formen beobachtet hat. Die Ferrokinetik verhält sich genau wie bei der kongenitalen Form, stark verminderter Eiseneinbau in die Erythrocyten und gesteigerter Plasma-Eisen-turn over, vermehrter Eiseneinbau in die Leber, verminderter Einbau ins Knochenmark. Die Erythrocytenlebensdauer ist normal oder leicht verkürzt. Daneben besteht eine ausgesprochene ineffektive Erythropoese (DACIE 1959, HEILMEYER et al. 1960, BJÖRKMAN 1959). LARIZZA u. ORLANDI (1964) konnten im Knochenmark auch zahlreiche Erythroblasten in Lysis beobachten, deren Eisen von den Reticulumzellen aufgenommen wurde. Plasmawerte normal. Bilirubin normal oder nur leicht erhöht. Die Eiweißfraktionierung zeigt häufig eine Verschiebung nach Seite der grobdispersen Globuline. Blutsenkung dementsprechung mehr oder weniger erhöht. Charakteristisch ist die starke Vermehrung des Serumeisens mit Herabsetzung der latenten Eisenbindungskapazität. Auch die totale Eisenbindungskapazität ist häufig vermindert. Der Porphyrinstoffwechsel ist immer gestört. Man findet im Gegensatz zur kongenitalen Form eine außerordentliche Vermehrung des freien Erythrocytenprotoporphyrins, während das Erythrocytenkoproporphyrin nur gering im Sinne eines Rückstaus erhöht ist. Im Harn imponiert die starke Ausscheidung an Koproporphyrin sowie die Vermehrung der δ-Aminolävulinsäure, während sich Porphobilinogen wechselnd verhält (s. Hämpräkursorenmuster, Abb. 24). Die Hämsynthese scheint bei der Anaemia sideroblastica vermindert zu sein (JEAN BERNARD et al. 1961, HEILMEYER u. CLOTTEN 1964, STEINER et al. 1964).

Organhämosiderose. Diese findet sich bei der erworbenen Form genau wie bei der kongenitalen Form besonders hochgradig in der Leber. Aber auch andere Organe werden befallen. STACHER (1964) konnte sogar Eisen im Interstitium und

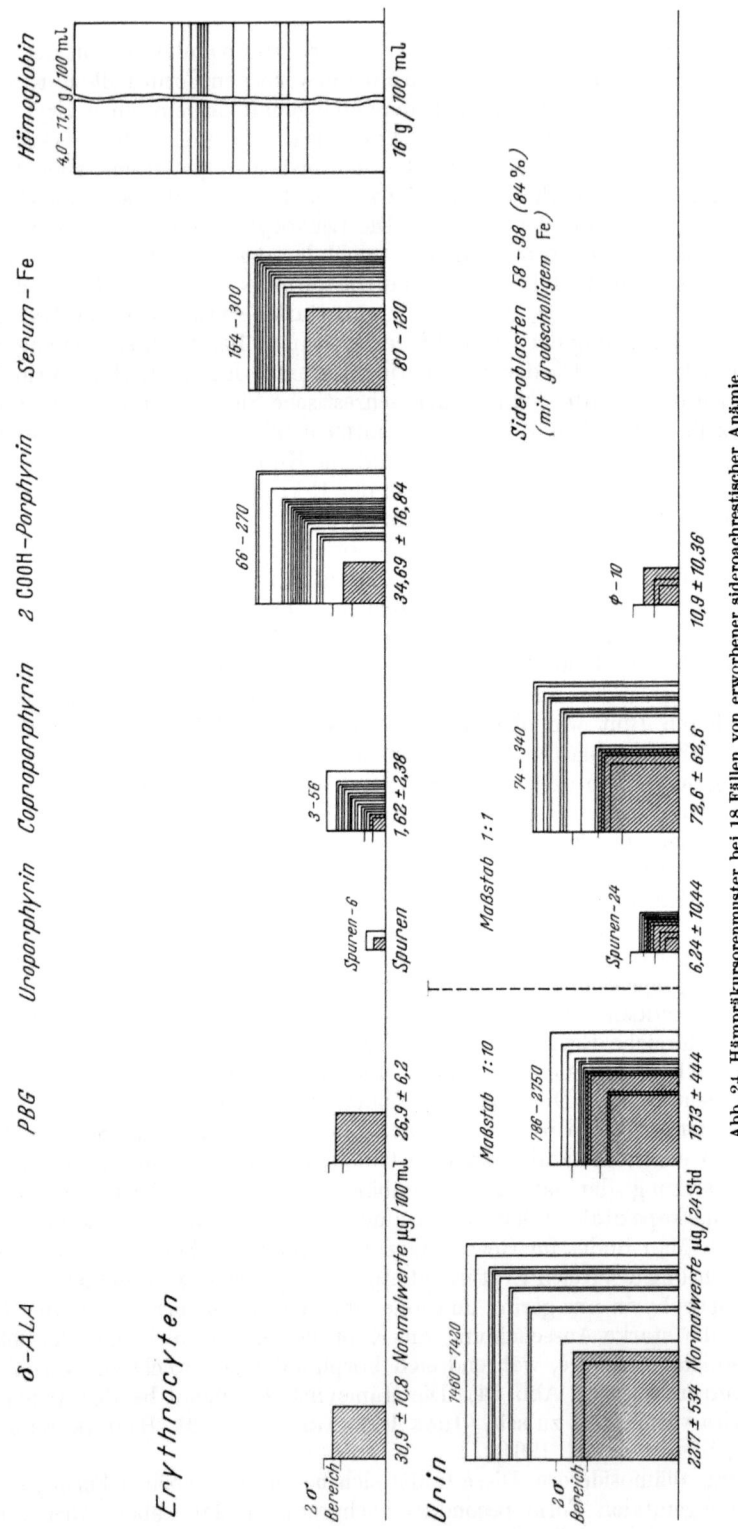

Abb. 24. Hämpräkursorenmuster bei 18 Fällen von erworbener sideroachrestischer Anämie

Parenchym der Schweißdrüsen nachweisen. Es kommt auch hier eine sekundäre Hämochromatose vor, auch dann, wenn keine Bluttransfusion oder kein parenterales Eisen gegeben wurde. Die Resorption von Nahrungseisen wurde mehrfach gesteigert gefunden (HEILMEYER u. Mitarb.). BRAIN u. HERDAN (1965) fanden in 35 von 37 Fällen eine Eisenüberladung der Leber.

Die **Prognose** der Anaemia sideroblastica aquisita ist letzten Endes infaust, jedoch können die Fälle sich viele Jahre hindurch bei leidlichem Befinden halten. Manchmal beendet ein Übergang in eine Blutneoplasie das Leben.

Differentialdiagnostisch ist gegenüber der kongenitalen Form das hohe Alter, der normale mittlere Hb-Gehalt des Einzelerythrocyten, das andere Verhalten

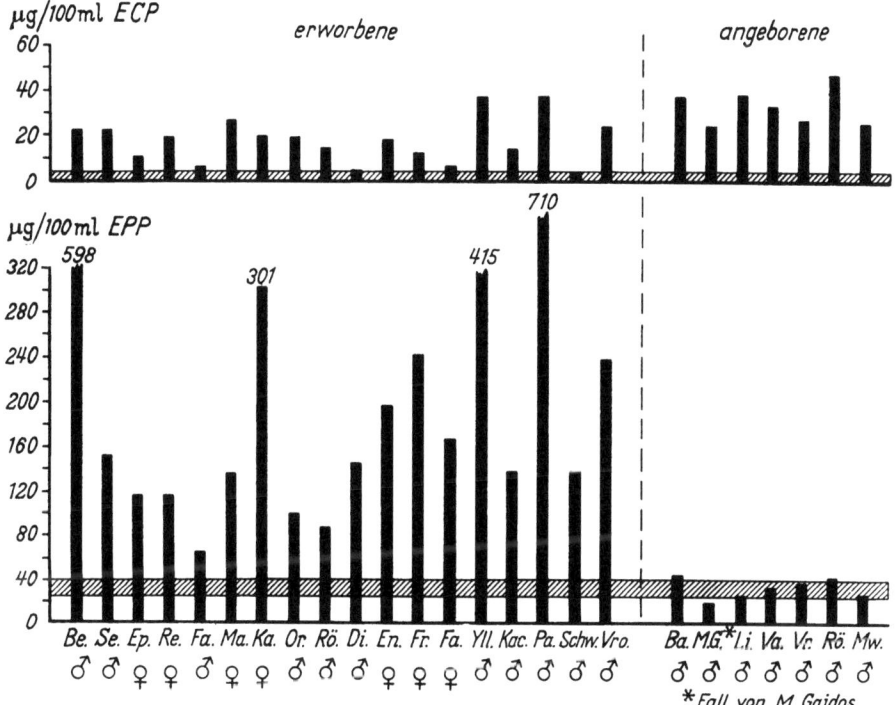

Abb. 25. Freies Ery.-Protoporphyrin und -coproporphyrin bei 18 Fällen von erworbener und 7 Fällen von angeborener sideroachrestischer Anämie

des Hämpräkursorenmusters besonders in bezug auf die Erythrocytenporphyrine wichtig (Abb. 25). Symptomatische Formen, wie B_6-Mangel, Störungen durch Arzneien oder Gifte bedingt, sind auszuschließen. Am schwierigsten ist die Abgrenzung besonders gegenüber der Erythroleukämie. Jedoch ist der gutartigere Verlauf oft über 10 Jahre und mehr ohne Zeichen einer neoblastischen Wucherung zur Abgrenzung wichtig. Neuerdings haben HAYHOE u. QUAGLINO 1960 auf unterschiedliche cytochemische Befunde zwischen den beiden Krankheiten aufmerksam gemacht. Bei der erworbenen sideroblastischen Anämie findet man einen hohen Sideroblastenindex, also sehr starke Eiseneinlagerungen, während die PAS-Reaktion nur verhältnismäßig wenige Erythroblasten zeigen. Umgekehrt verhält sich die Erythroleukämie. Hier ist die Eiseneinlagerung geringer, dagegen ist die Zahl der PAS-positiven kernhaltigen Roten bedeutend höher. Meine Mitarbeiter MERKER, zusammen mit KRAUSS, konnten diese Befunde voll bestätigen, jedoch kommen vereinzelt auch Erythroleukämien, aber auch andere Blutneoplasien und auch andere Neuplasien vor, welche das volle Bild einer sideroachrestischen Störung zeigen. Wir müssen diese Formen als symptomatische sideroachrestische Anämien ausklammern. FARRERAS-VALENTI u. Mitarb. (1964) beobachteten eine typische Sideroblastenanämie bei zwei malignen Abdominaltumoren. Auch kommt es vor, daß eine typische Anaemia sideroblastica aquisita nach jahrelangem, relativ gutartigen Verlauf in eine echte Hämoblastose übergeht, was unter den 50 Fällen der Literatur und des eigenen Materials bis jetzt siebenmal beobachtet wurde. REIMANN et al. (1965) beobachteten einen Fall, bei welchem vor Übergang in eine akute Leukämie ein abnormer Chromosomenbefund mit starker Heteroploidie und Endoreduplikationen gefunden wurde. Solche Übergänge kommen jedoch auch bei anderen Blutkrankheiten, etwa bei aplastischen Anämien, bei Panmyelopathien, bei Polycythaemia vera und bei Osteomyelosklerose vor, ohne daß wir diese Krankheiten von vornherein als Blutneoplasien auffassen. Auch BOUSSER et al. (1965) haben neuerdings auf den Unterschied im Sideroblastenindex gegenüber Blutneoplasien aufmerksam gemacht.

Die **Therapie** ist ähnlich wie bei der kongenitalen Form. Auch hier sprechen vereinzelt Fälle auf B_6-Behandlung an oder auf Behandlung mit Kombination von B_1, B_2 und B_6 (Fall von FRERICHS u. BECK 1964). VERLOOP konnte einige Fälle auch mit Folsäure oder mit Vitamin C gut beeinflussen. VERLOOP konnte in solchen Fällen zeigen, daß im Blut ein Folsäure- oder Vitamin C-Mangel nachweisbar ist. Dasselbe fanden McGIBBON u. MOLLIN (1965). Zur Behandlung sind große Dosen der genannten Vitamine notwendig. Nach Absetzen tritt gewöhnlich ein Rezidiv ein. Dies zeigt den erhöhten Bedarf dieser Fälle an genannten Vitaminen. Worauf dieser zurückzuführen ist, ist noch unklar. Vielleicht sind die großen Eiseneinlagerungen in den Erythroblasten daran schuld, da wir wissen, daß Eisen eine ganze Anzahl von Stoffen zum Abbau bringen kann (HEILMEYER u. WÖHLER 1962). Wichtig ist auch hier eine rechtzeitige Enteisenung mit Desferrioxamin oder sogar mit Aderlässen durchzuführen. Man sieht nach starker Eisenentleerung manchmal auch eine Besserung der Anämie und des Porphyrinstoffwechsels (HEILMEYER u. WÖHLER 1962, LARIZZA 1962, VERLOOP 1964).

Die Pyridoxin-sensiblen Anämien

Wir behandeln diese Anämien mit guten Gründen im Anschluß an die Beschreibung der sideroachrestischen Anämien; denn alle diese Anämien, welche auf Pyridoxin ansprechen, verhalten sich klinisch, ihrer Symptomatologie, aber auch im Eisenstoffwechsel genau wie die sideroachrestischen Anämien und sind nach ihrem klinischen und hämatologischen Bild nicht von den sideroachrestischen Anämien abzutrennen. Bereits die ersten tierexperimentellen Arbeiten über *Pyridoxinmangel* von FOUTS et al. 1938, WINTROBE et al. 1943, POPPEN et al. 1952, ließen erkennen, daß es dabei zu einer hypochromen Anämie kommt. Ferner konnte gezeigt werden, daß dabei das Serumeisen vermehrt ist und sich eine erythroblastische Hyperplasie im Knochenmark einstellt, bei längerer Dauer auch eine allgemeine Siderose auftritt, so daß also das typische Bild einer sideroachrestischen Störung sich entwickelt. Beim Menschen haben erstmals SNYDERMAN, CARRETER u. HOLT 1950 die Entstehung einer hypochromen Anämie durch pyridoxinarme Diät nachweisen können, welche auf Vitamin B_6-Behandlung verschwand. 1956 berichten HARRIS, WHITTING, WEISMAN u. HORRIGAN über den ersten Erwachsenen, der an einer auf B_6-Behandlung gut ansprechenden Anämie litt. Seitdem sind eine ganze Reihe solcher Fälle beobachtet worden (C. MAIER 1957, GEHRMANN 1958 u. 1962, BISHOP u. BETHELL 1959, LEEMING u. WILKINSON 1959, VERLOOP u. RADEMAKER 1960, ERSLEF, LEAR u. CASTLE 1960,

ANDRÉE u. Mitarb. 1961, SPENCER u. Mitarb. 1961, MEDAL u. Mitarb. 1961, BICKERS u. Mitarb. 1962, VUYLSTEKE u. Mitarb. 1961, VEYRAT u. MAURICE 1961, BOURNE, ELVES u. ISRAELS 1965). Letztere berichten über eine Familie mit 83 Mitgliedern, von denen 6 Männer befallen waren. Überblickt man die veröffentlichten Fälle, so zeigen sie alle das Bild einer sideroachrestischen Anämie mit Hypochromie (Ausnahmefall MAIER), Hypersiderämie, Sideroblastenvermehrung im Mark mit grobkörnigen Granulas, Siderose der Leber und verminderter Eisenaufnahme in die Erythrocyten. Manche Fälle erscheinen angeboren, wie die beiden Fälle von MEDAL u. Mitarb., welche Brüder waren, ebenso der Fall von BICKERS u. Mitarb., andere Fälle erworben, wie der Fall von VUYLSTEKE, MAIER, VEYRAT u. MAURICE. Manche bieten das klassische Bild einer Anaemia sideroblastica aquisita, wie der hyperchrome Fall von MAIER. Ebenso zeigen sich Verschiedenheiten im Behandlungseffekt; während einige Fälle auf kleine Dosen

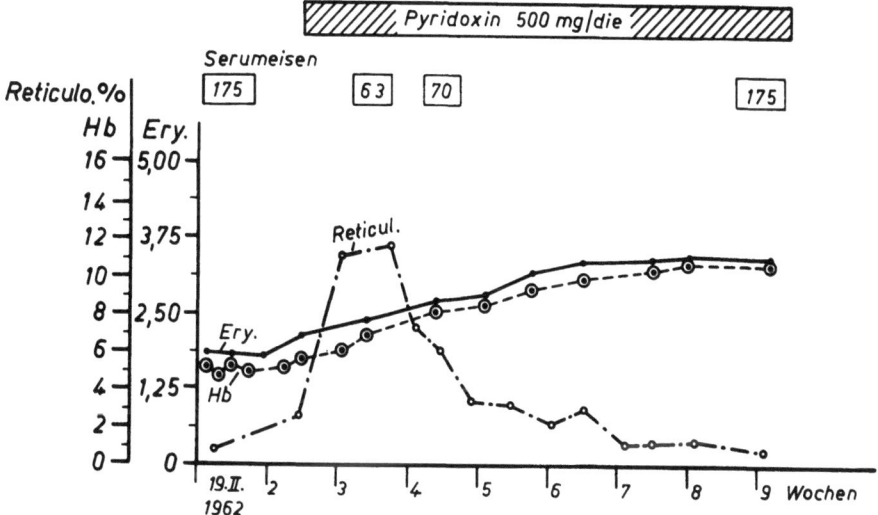

Abb. 26. Hb.-, Ery.- und Reticulocytenwerte bei einer B 6-sensiblen erworbenen sideroachrestischen Anämie

von Pyridoxin völlig regenerieren, erreichen andere auch mit hohen Dosen nur eine unvollständige Besserung. Sicherlich liegt bei der Mehrzahl der Fälle kein echter Pyridoxinmangel vor, wie auch die Porphyrinstoffwechselbefunde zeigen. REDMOND et al. haben gezeigt, daß einer ihrer Fälle hinsichtlich der Xanthurensäureausscheidung eindeutig einen Pyridoxinmangel hatte; dieser Fall reagierte aber nicht auf Pyridoxinbehandlung, während ein anderer ihrer Fälle einen normalen Tryptophantest aufwies, aber auf Pyridoxinbehandlung ansprach! Schon aus dieser klinischen Übersicht geht hervor, daß es sich bei den menschlichen Fällen um eine gemischte Gruppe handelt und nicht um ein einheitliches Bild, wie es im Tierexperiment vorliegt. Eine ähnliche Verschiedenheit ergibt sich auch im *Porphyrinstoffwechsel*.

Wenn das Vitamin B_6 in Form des Pyridoxal-5-Phosphats ein wichtiges Co-Ferment im ersten Schritt der Hämsynthese, also in der Vereinigung von Glycin und Bernsteinsäure, darstellt, so läßt sein Ausfall erwarten, daß die gesamte Hämsynthese darniederliegt, wie das im Tierversuch von CARTWRIGHT u. WINTROBE an Schweinen auch gefunden wurde. Sie konnten zeigen daß dabei das freie Erythrocytenprotoporphyrin schon frühzeitig auf tiefe Werte absinkt. Solche Befunde liegen auch bei einigen in der Literatur berichteten menschlichen

Fällen vor. So fand SPENCER, RAAB u. Mitarb. bei einem ihrer Fälle ein stark vermindertes Erythrocytenprotoporphyrin von 18 μg. Nach Vitamin B_6-Behandlung stiegen die Werte auf 73 μg-% an. Das beweist, daß nach B_6-Gaben eine starke Porphyrinsynthese in Gang gekommen ist. Auch der von VERLOOP u. RADEMAKER mitgeteilte Fall zeigte ein Erythrocytenprotoporphyrin im unteren Normalbereich. Bei den übrigen Fällen liegen aber die Verhältnisse umgekehrt. Wir konnten bei drei B_6-sensiblen Anämien eine Vermehrung der Erythrocytenporphyrine, genau wie bei den sideroachrestischen Anämien feststellen. Bei einem kongenitalen Fall lag die für die AHSH bekannte Störung mit Vermehrung des Koproporphyrins bei niedrigem Protoporphyrin vor. Bei den erworbenen Fällen lagen hohe Protoporphyrinwerte vor. Nach B_6-Behandlung haben diese Werte noch zugenommen. Abb. 26 zeigt einen unserer Fälle, welcher auf B_6 gut ansprach. Es handelt sich um eine erworbene symptomatische sideroblastische Anämie bei einer beginnenden Osteomyelosklerose mit zunächst starker erythropoetischer Hyperplasie des Marks und 66% sideroachrestischen Sideroblasten. Wir haben in diesem Falle auch die Porphyrinsynthese im Inkubationsversuch unter Zusatz von δ-Aminolävulinsäure studiert. Die Werte lagen bei diesem Falle außerordentlich niedrig. Nach B_6-Behandlung stiegen die

Tabelle 1

	δ-ALA	EPGB	EUP	ECP	EPP	Insgesamt %
Vor Zusatz.......	68	10	0	47	32	—
Nach Zusatz 17,5 mg ALA.....	2840	212	*101*	205	62	*3,8* Aquiv. ALA
Nach Zusatz 17,5 mg ALA + 25 mg B_6—PO_4.......	340	864	*1538!*	345	96	*20,2* Äquiv. ALA

Werte wesentlich höher. Es wird also durch die B_6-Behandlung auch die Teilstrecke der Hämsynthese von der δ-Aminolävulinsäure zum Koproporphyrin aktiviert. Diese bisher unbekannte Tatsache ließ sich auch im Inkubationstest mit den Erythrocyten solcher Fälle, unter Zusatz von δ-Aminolävulinsäure und Pyridoxal-5-Phosphat nachweisen (Tabelle 1). Man sieht, daß Pyridoxal-5-Phosphat die Porphyrinsynthese von der Lävulinsäure bis zum Koproporphyrin in den peripheren Erythrocyten stark aktiviert. Besonders der Schritt vom Porphyrinogen zum Uroporphyrin scheint durch das B_6 stärker aktiviert zu werden. An normalen Erythrocyten ließ sich dieser Vorgang nur angedeutet, aber nicht signifikant, nachweisen. Auch die Bestimmung der δ-Aminolävulinsäuredehydratase vor und nach B_6-Behandlung ließ eine deutliche Zunahme der Aktivität des Ferments erkennen.

Zusammenfassung. Faßt man die Ergebnisse über die B_6-sensiblen Anämien zusammen, so kommt man zu folgendem Schluß:

Die B_6-sensiblen Anämien zerfallen auf Grund der in der Literatur vorliegenden Beobachtungen und auf Grund unserer eigenen Untersuchungen in zwei große Gruppen:

Die erste Gruppe bilden echte B_6-Mangelanämien. Sie gleichen in allen Zügen dem aus dem Tierexperiment bekannten Bild. Das freie Erythrocytenprotoporphyrin und die übrigen Porphyrinvorstufen sind stark vermindert. Der Tryptophanbelastungstest ist meist pathologisch und weist auf einen echten B_6-Mangel hin. Auf relativ kleine Dosen von B_6 erhält man in diesen Fällen eine vollständige Remission, die lange anhält. Klinisch-hämatologisch sind diese reinen B_6-Mangelanämien des Menschen von echten sideroachrestischen Anämien nicht zu unterscheiden. Es handelt sich um symptomatische Formen dieser Anämien.

Bei der zweiten Gruppe von B_6-empfindlichen Anämien handelt es sich aber um echte angeborene oder erworbene idiopathische oder auch symptomatische sideroachrestische Anämien. Das Erythrocytenprotoporphyrin oder das Erythrocytenkoproporphyrin sind dabei von vornherein erhöht. Die Porphyrinogenausscheidung und die δ-Aminolävulinsäureausscheidung im Harn sind ebenfalls erhöht. Der Tryptopan-Belastungstest ist dabei meist negativ. Es fehlen alle sonstigen Zeichen eines B_6-Mangels. Es liegt offenbar ein partieller B_6-Mangel des Knochenmarks vor. Diese Fälle haben meist hohe Dosen von B_6 notwendig. Trotzdem gelingt eine vollständige Remission nicht in allen Fällen. Das Hämoglobin und die Erythrocyten steigen nur bis zu einem bestimmten Punkt und verharren dann auf nicht normalen Werten. Das B_6 wirkt dabei auch durch Aktivierung der Porphyrinsynthese auf der Strecke nach dem ersten Schritt. Daß die B_6-Sensibilität nicht mit dem Wesen der Erkrankung zusammenhängt, geht besonders schön aus einer Beobachtung von REDMOND et al. hervor. Sie fanden in einer Familie zwei Brüder mit typischer kongenitaler sideroachrestischer Anämie. Der eine Bruder reagierte auf B_6, der andere Bruder *nicht. Es ist sehr wahrscheinlich, daß die B_6-Ansprechbarkeit nichts mit der Pathogenese der sideroachrestischen Anämie zu tun hat, sondern eine sekundäre Komplikation ist, vielleicht bedingt durch die Eisenüberladung der Erythroblasten, welche zu einem gesteigerten Verbrauch an Pyridoxine-5-phosphat führt.*

γ) Eisentherapierefraktäre hypochrome Anämie mit Hypersiderämie auf dem Boden einer angeborenen Störung des Eisenstoffwechsels der Reticulumzellen

SHAHIDI, NATHAN u. DIAMOND (1964) haben vor kurzem eine neue Eisenstoffwechselstörung mitgeteilt, bei welcher sich eine hypochrome Anämie mit allen Zeichen einer Eisenmangelanämie entwickelte. Es handelte sich um zwei jugendliche Geschwister, einem $12^1/_2$jährigen Jungen und einem 5jährigen Mädchen, bei welchen eine Anämie zwischen 5,8—8,4 g-% Hb bei 4,8—5,9 Mill. Ery. bestand. Das Ery.-Volumen war stark vermindert (48—62 μ^3). Reticulocyten 9—44°/$_{00}$. Starke Hypochromie im Blutausstrich. Keine Targetzellen. HbF und HbA_2 in normaler Menge. Übriges Blutbild normal. Im Knochenmark bestand ein Überwiegen der Erythropoese. Es fehlten Sideroblasten und Siderocyten. Auch die Reticulumzellen des Knochenmarks waren eisenfrei, also ein Bild, wie bei schwerer Eisenmangelanämie. Das Serumeisen war jedoch erhöht (170—250 γ-%). Die totale Eisenbindungskapazität lag zwischen 300—450. Das freie Erythrocytenprotoporphyrin war — wie bei Eisenmangelanämien — erhöht. Es fanden sich also alle Zeichen einer Eisenmangelanämie. Nur das Serumeisen war hoch, statt niedrig. In der Leber fand sich massenhaft Eisen in den Parenchymzellen, jedoch nicht in den Kupfferschen Sternzellen. Ferrokinetische Untersuchungen zeigten einen etwas geringeren Einbau des Eisens in die Erythrocyten als normal (40 bis 65%), und bei Strahlungsmessung von außen eine überwiegende Eisenaufnahme in der Leber, relativ wenig im Knochenmark. Die Prüfung des Transferrins ergab normale Menge und eine normale Qualität. Das Patiententransferrin übertrug das Eisen bei einem gesunden Empfänger völlig normal. Auch bei dem Patienten fand sich kein Unterschied der Eisenabgabe zwischen homologem und autologem Plasma. Auch die Reticulumzellen und kernhaltigen Roten zeigten eine normale Receptorfunktion für das Transferrineisen. Die einzige Erklärung für die Störung sehen die Verf. darin, daß in diesen beiden Fällen eine Unfähigkeit der Makrophagen, Eisen aufzunehmen, vorliegt. Sie glauben, daß der Wegfall des von

BESSIS beschriebenen Mechanismus der Eisenübertragung von den Reticulumzellen des Knochenmarks auf die Erythroblasten zu einer verminderten Eisenübertragung und damit zu einer verminderten Hämoglobinsynthese führe. Diese Störung wäre sozusagen das Gegenstück zum Eisenstoffwechsel beim Infekt. Bei der Infektanämie liegt eine Eisenblockade mit verminderter Abgabe, hier eine verminderte Aufnahme des Eisens und damit eine fehlende Abgabe der Reticulumzellen vor. Die Störung scheint für das Eisen spezifisch zu sein, denn Speicherungsversuche mit kolloidalem Gold haben ein normales Verhalten der RES-Zellen ergeben. Am zwanglosesten wird das Bild durch Annahme einer kongenitalen Störung der Apoferritinsynthese in den Makrophagen erklärt („kongenitale Aferritie").

b) Die eisenrefraktären hypochromen Anämien mit Hyposiderämie

α) Die Atransferrinämie

Wenn das eisentransportierende Globulin, das Transferrin oder Siderophilin im Blutplasma zum großen Teil oder ganz fehlt, kommt es zu schweren Transportstörungen des Eisens. Dieses wandert dann außerordentlich schnell aus der Blutbahn ab und gelangt in die verschiedensten Organe, welche mit Eisen überladen werden. Das Knochenmark erhält somit nur einen Bruchteil des ihm sonst zuströmenden Eisens, so daß sich im Knochenmark das Bild einer schweren Eisenmangelstörung entwickelt. Die Paradoxie zwischen Eisenüberladung der Organe und einem typischen Eisenmangel des Marks mit niedrigem Serumeisen ist für die Atransferrinämie besonders charakteristisch. Das Krankheitsbild wird ausführlich bei den Defektdysproteinämien in Teilband 1 besprochen.

β) Die Vitamin C-Mangelanämie (Skorbutanämie)

Zu den eisenrefraktären hypochromen Anämien gehört auch die echte Skorbutanämie, sofern sie nicht durch Blutungen verursacht ist, die ja beim Skorbut häufig sind. Die reine Vitamin-C-Mangel-Anämie ist von MOURIQUAND u. Mitarb. auch im Tierversuch eingehend studiert worden. Es handelt sich um eine *hypochrome hyposiderämische*, aber nicht ferriprive Anämie, gleicht also sehr der Anämie beim Infekt und bei der Atransferrinämie. Im Knochenmark findet man *exzessive* Mengen von *Eisen* in den *Reticulumzellen*, dagegen eine beachtliche Verminderung der Sideroblasten, wie beim Eisenmangel. Es liegt also eine Blockierung des Eisens im RES vor. Da die Freisetzung von Eisen aus dem Ferritin nur unter der Einwirkung reduzierender Substanzen möglich ist, sind diese gefundenen Veränderungen gut verständlich. Es fehlt die Reduktionsfunktion der Ascorbinsäure.

c) Anhang

α) Die Infektanämie (Tumoranämie)

Beim Infekt, bei Gewebseinschmelzung, bei Tumoren, bei heftigen allergischen Reaktionen, beim rheumatischen Geschehen, kurzum bei allen Vorgängen, die von einer ausgedehnten Entzündung begleitet sind, kommt es zu einer grundsätzlichen Umstellung im Eisenstoffwechsel, den ich als „angeregten Zustand des Eisenstoffwechsels" bezeichnet habe. Das Serumeisen sinkt ab, der Eisenabstrom aus dem Plasma ist gesteigert, ebenso ist der gesamte Plasmaeisen-turn-over erhöht, die Eisenresorption, mit Radioeisen geprüft, ist normal oder erhöht,

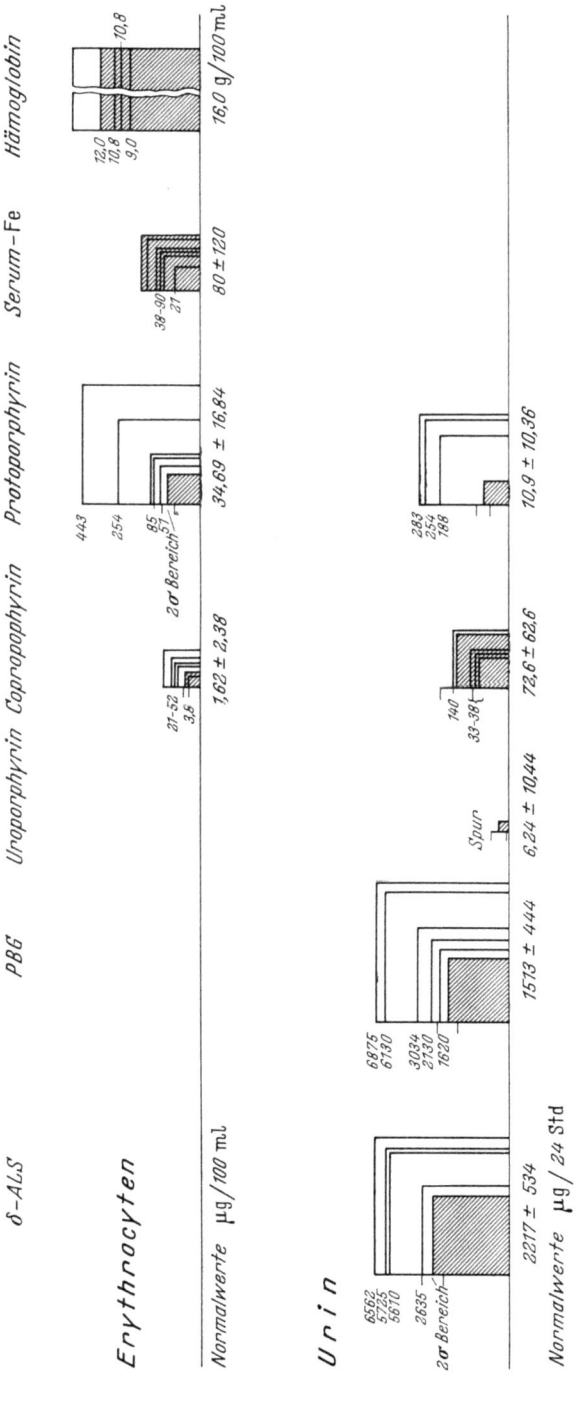

Abb. 27. Hämpräcursorenmuster bei Infektanämien. Aus: L. HEILMEYER, Störungen der Hämsynthese. Stuttgart: Georg Thieme 1964

während die Serumeisenwerte nach *oraler* Belastung keinen oder einen nur sehr geringen Anstieg zeigen, weil das Eisen offenbar von der Leber zurückgehalten wird oder sehr rasch ins Gewebe abströmt. Injiziertes Eisen wandert nicht in demselben Maße ins Knochenmark wie bei Gesunden, sondern eine größere prozentuale Quote strömt dem RS und dem peripheren Gewebe zu, wo es besonders in der Umgebung von Entzündungsherden gefunden wird (HEILMEYER, KEIDERLING u. WÖHLER 1958). Die Eisenutilisation für die Hämoglobinbildung ist relativ vermindert, obwohl die absoluten Werte infolge der *erhöhten Blutmauserung* gesteigert sein können. Die totale *Eisenbindungskapazität*, also der Gehalt an Transferrin ist im Gegensatz zur Eisenmangelanämie deutlich *vermindert*. Der *Eiseneinbau in die Erythrocyten* ist prozentual geringer als normal, der *Erythrocytenabbau* dagegen gesteigert. Im *Knochenmark* findet man eine Reifungshemmung der Erythroblasten, eine Verminderung der Sideroblasten und eine starke Eisenüberladung der Reticulumzellen. Neben den Veränderungen im Eisenstoffwechsel finden wir bei der Infektanämie auch eine *Störung im Porphyrinstoffwechsel* (HEILMEYER, CLOTTEN u. L. HEILMEYER jr. 1964; Abb. 27). Das freie Erythrocytenprotoporphyrin ist vermehrt, im Harn erscheint vermehrt Deltaaminolaevulinsäure und Porphobilinogen sowie ein 2-COOH-Porphyrin. Elektronenoptisch findet man Ferritin in den Erythroblasten fein verteilt, sowie eine lebhafte Rhopheocytose, welche vielleicht eine Ersatzeisenbeschaffung infolge des verminderten Transferrineisenangebots (vermindertes Serumeisen) darstellt (BESSIS u. BRETON-GORIUS 1964). Alle diese Vorgänge führen zu einer *Störung der Erythropoese*, welche zusammen mit dem *gesteigerten Erythrocytenabbau* eine Anämie verursachen, die gewöhnlich eine *normochrome* ist, da Zell- und Farbstoffbildung in gleicher Weise geschädigt bzw. den gesteigerten Ansprüchen eines raschen Zerfalls nicht gerecht werden. Jedoch kommen auch hypochrome Infektanämien vor, besonders bei der Tuberkulose, beim Magencarcinom und beim chronischen Gelenkrheumatismus. Teilweise handelt es sich dabei um *Mischformen* von echtem *Eisenmangel* und *Infektanämie*, so z. B. beim Magencarcinom. Aber auch in Fällen, in denen keinerlei Blutverluste eine Rolle spielen, wie beim chronischen Gelenkrheumatismus und manchen chronischen Tuberkulosen, kann sich eine *hypochrome Anämie* entwickeln. BESTA u. VALENTI (1955) haben bei der Tuberkulose in 40% der Fälle eine hypochrome Anämie gefunden, 50% waren normochrom und 10% hyperchrom. Solche hypochromen Infektanämien können sehr leicht mit echten Eisenmangelanämien verwechselt werden, um so mehr, als auch die Bestimmung des Serumeisens in beiden Fällen niedrige Werte ergibt. Die beim Infekt gesteigerte Blutkörperchensenkungsgeschwindigkeit ist nicht zu verwerten, da bei starker Anämie ohne Infekt die Blutsenkungsgeschwindigkeit ebenfalls erhöht sein kann. Dagegen zeigt die Bestimmung der Eisenbindungskapazität einen deutlichen Unterschied: Beim echten Eisenmangel ist die *totale Eisenbindungskapazität* des Plasmas stets erhöht, beim Infekt dagegen meist etwas *vermindert*. Ferner ermöglicht die gleichzeitige Bestimmung des *Serumkupfers* die Differentialdiagnose. Das Serumkupfer ist bei reinen Eisenmangelanämien normal oder nur wenig erhöht (130—150 γ-%), bei Infektanämien dagegen meist stark erhöht (150—250 γ-%; Abb. 28). Einen weiteren

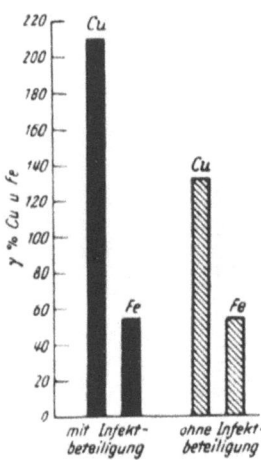

Abb. 28. Plasmaeisen und Plasmakupfer bei hypochromen Anämien mit und ohne Infektbeteiligung

Hinweis gibt die elektrophoretische Analyse der Plasmaeiweißkörper, sowie die *Eisenfärbung* des Knochenmarkausstrichs, welcher bei der Infektanämie niedere Sideroblastenwerte bei gleichzeitiger *starker Eisenvermehrung* in den *Reticulumzellen* zeigt. Ein weiteres Kriterium ist die ungenügende Ansprechbarkeit auf Eisentherapie. Es gelingt auch mit großen Dosen von gut resorbierbaren Eisenpräparaten oder durch intravenöse Eisenbehandlung niemals, die Hämoglobinbildung vollständig zu normalisieren (KUHUS, GUBLER, CARTWRIGHT und WINTROBE (1950).

Die Bedeutung der Eisenstoffwechselumstellung beim Infekt

Die neuesten Untersuchungen — gemeinsam mit meinem Mitarbeiter WÖHLER — haben die Bedeutung der Eisenstoffwechselumstellung im „angeregten Zustande" etwas klarer erkennen lassen, Das im RES und am Rande von Entzündungsherden zur Anreicherung kommende Hämosiderin hat nämlich die Fähigkeit, Bakterientoxine und Gewebszerfallsgifte zu entgiften. Die Entgiftung wurde bisher für Tetanustoxin, Diphtherietoxin und Botulismustoxin sowie für die Giftwirkung von Gewebshomogenaten nachgewiesen (HEILMEYER u. WÖHLER 1959 und 1961; JANOFF 1964). Dieses unspezifische Entgiftungssystem tritt so lange in Tätigkeit, bis es durch Bildung spezifischer Antikörper unnötig gemacht wird. Neuerdings wurde von GOLBERG et al. (1962) gezeigt, daß das Eisen in den Histiocyten eine Bindung an die Lyosomen eingeht, welche bei der Verdauung von phagocytierten Bakterien eine wichtige Rolle spielen. Nach JANOFF (1964) erfüllt das Eisen dabei eine zweifache Aufgabe: 1. Aktiviert das Eisen die lyosomalen Enzyme (Hydrolasen) während der Phagocytose und 2. neutralisiert es Toxine, welche von den phagocytierten Bakterien während ihres Abbaus frei werden. Der letztere Vorgang wird durch ein saures pH und reduzierende Stoffe in den Phagocytosevacuolen ermöglicht, da unter diesen Bedingungen ionisiertes Eisen aus dem Hämosiderin in Freiheit gesetzt wird. „Im Lichte dieser Interpretation gesehen, kommt der vermehrten Eisenspeicherung durch Makrophagen beim Infekt eine beachtliche Bedeutung für die Verteidigung des Wirtsorganismus zu" (JANOFF 1964).

Behandlung der Infektanämie. Die beste Therapie der Infektanämie ist die Beseitigung des auslösenden entzündlichen Vorgangs. Dann kehren die gesamten Eisenstoffwechselverschiebungen zur Norm zurück, und die Hämoglobinbildung kommt von selbst wieder in Gang. In dieser Phase helfen natürlich auch alle Medikamente, die man verabreicht. Das gibt zu Täuschungen Anlaß. Die Eisentherapie während des Infekts ist bezüglich der Hämoglobinbildung sicher nicht aussichtsreich. Aber vielleicht unterstützen wir damit den neu gefundenen Blutentgiftungsmechanismus. Darüber sind noch Erfahrungen zu sammeln. Eine Eisentherapie erscheint auch dann angezeigt, wenn die Infektanämie durch echten Eisenmangel kompliziert ist, wie das bei den malignen Tumoren des Verdauungstrakts, bei tuberkulösen Hämoptysen u. a. gewöhnlich der Fall ist. Einen Hinweis auf einen gleichzeitig bestehenden Eisenmangel gibt die Eisenbelastungskurve, die bei der reinen Infektanämie keinen oder nur einen geringen Anstieg zeigt. Dieser wird beim vorliegenden Eisenmangel aber größer. Daß dieses Verhalten der Belastungskurve nach Eisengaben nichts mit dem Grad der Resorption aus dem Magen-Darm-Kanal zu tun hat, darauf wurde oben bereits hingewiesen.

Mein Mitarbeiter WEISSBECKER (1950) hat das Kobalt zur Behandlung der Infektanämie empfohlen. In der Tat vermag Kobalt bis zu einem gewissen Grade die Bremswirkung des Infektes zu durchbrechen. Am besten wird Kobalt in Verbindung mit Eisen i.v. in Dosen von 3—10 mg angewandt, wofür verschiedene Präparate zur Verfügung stehen (Kobalt-Nordmark, Kobalt-Ferrlecit, Kobaltin u. a.).

β) Die Eiweißmangelanämie

Die Eiweißmangelanämie, bei welcher ein verminderter Aufbau des Globins und auf diese Weise eine verminderte Hämoglobinbildung zustande kommt, repräsentiert sich sehr selten in reiner Form; denn ein Mangel an Eiweiß ist meist verknüpft mit einem Mangel an verschiedenen anderen Nahrungsfaktoren, besonders an verschiedenen Vitaminen, sowie auch an Eisen. Das Bild der Anämie bei Eiweißmangelernährung ist deshalb sehr wechselnd, je nachdem welche Faktoren in der Nahrung fehlen oder bei Resorptionsstörungen nicht aufgenommen werden. Die Ursachen der Eiweißmangelanämie liegen:

1. In einer Unterernährung, wie sie in Kriegs- und Nachkriegszeiten auch in Europa vielfach aufgetreten ist, aber in tropischen, unterentwickelten Ländern häufig dauernd vorkommt.

2. In Resorptionsstörungen, so besonders bei chronischer Pankreasaffektion, bei Sprue und Steatorrhoe sowie bei Gastrektomierten.

3. In Störungen des intermediären Eiweißstoffwechsels, besonders bei Störungen durch Ausfall von anabolen Hormonen.

Die Eiweißmangelanämie durch Hunger ist vor allem in unterentwickelten tropischen Ländern bekannt. Sie tritt dort als *makrocytäre meist hyperchrome Tropenanämie* auf und ist meist kombiniert mit Vitaminmangelstörungen, besonders mit Mangelerscheinungen an B-Vitaminen.

Die europäische Hungeranämie ist vor allem während und nach dem 2. Weltkrieg mehrfach studiert worden (GSELL 1948, FIESINGER 1945, MOLLISON 1946, UEHLINGER 1948, HEILMEYER 1946). Diese Autoren fanden neben hypochromen, auch normochrome, ja sogar hyperchrome Formen, je nachdem, ob neben dem Eiweißmangel auch ein Mangel an Eisen oder Mangel an B-Vitaminen vorlag oder auch Infekte gleichzeitig bestanden. Einheitlich wird hervorgehoben, daß die Anämie nie sehr hochgradig war. HEILMEYER fand eine Erniedrigung des Hämoglobins um durchschnittlich 10—15% gegenüber der Norm, GSELL bei seinen ganz besonders unterernährten Konzentrationslagerhäftlingen eine Herabsetzung des Hämoglobins auf etwa die Hälfte der Norm (40—60%), sowie Erythrocytenzahlen zwischen 2,5 und 3,5 Mill. Der Färbeindex lag zwischen 0,8—1,1. Das Erythrocytenvolumen war dagegen deutlich erhöht. Es lag also wie bei der tropischen Anämie eine *Makrocytose* vor. MOLLISON fand bei 30 Männern durchschnittlich 9,8 g-% Hb. Das Serumeisen war bei den Fällen von GSELL meist deutlich erniedrigt. Die Serum-Eisen-Erniedrigung geht parallel mit einer Hämosiderinspeicherung im RES, die schon seit LUBARSCH bei Hungertieren bekannt geworden ist. Es liegen also ähnliche Verhältnisse wie beim Infekt vor. Tatsächlich wurden bei diesen schwer abgemagerten Patienten häufig Infekte, besonders Pyodermien gefunden. Es ist aber auch an eine Verarmung an Apoferritin zu denken, wodurch das Eisen im Gewebe stärker fixiert wird, oder auch ein Mangel an Transferrin (VENTURA 1954) kann dabei mitspielen. Die Blutsenkungsreaktion ist bei den Hungeranämien meist beträchtlich gesteigert, was — außer durch Infekte — auch durch einen hochgradigen Mangel an Albumin und dadurch bedingter Verschiebung des Albumin-Globulin-Quotienten hervorgerufen ist. Im Knochenmark fand UEHLINGER 1948 eine deutliche, wenn auch nicht sehr ausgeprägte Verminderung aller Elemente mit gleichzeitiger Hämosiderose.

Die Eiweißmangelanämien durch Störung der Eiweißresorption sind vor allem von FAUVERT 1952 in Frankreich bei Gastrektomierten, die keine Eisenmangelanämie hatten, studiert worden. Die Anämie war mäßig zwischen 3—4 Mill. Erythrocyten, Hb. nur selten unter 11 g-%. Die Anämie ist makrocytär mit Erythrocytenvolumina von 100 μ^3 und mehr. Deshalb imponiert diese Anämie als hyperchrom. Der Hämoglobingehalt, bezogen auf das Erythrocytenvolumen (Sättigungs-Index) erreicht jedoch nicht den Normalwert (Oligochromie). Die Zelle selbst ist also mangelhaft Hb-gefüllt und scheint im Ausstrich als hypochrom. Das Serumeisen war im Gegensatz zu den nutritiven Eiweißmangelanämien von GSELL u. a. in diesen Fällen normal oder erhöht, in manchen Fällen sogar bis 200 μg angestiegen. Es liegt also eine mangelhafte Eisenausnützung vor, so daß diese Formen von Eiweißmangelanämien in den großen Kreis sideroachrestischer Störungen gehören.

Die Eiweißmangelanämie durch Störungen des intermediären Eiweiß-Stoffwechsels, wie z. B. durch Verminderung anaboler Hormone, liegt beim männlichen Hypogonadismus vor und wird bei den endokrinen Anämien abgehandelt.

Störungen des Eiweiß-Stoffwechsels kommen auch zustande, wenn Aminosäurebausteine in der Nahrung fehlen, welche vom menschlichen Organismus selbst nicht synthetisiert werden können. Man hat auf dieser Basis Anämien durch Mangel an Tryptophan, Histidin, Lysin, Isoleucin und Phenylalanin mehr theoretisch beschrieben, als sicher praktisch erkannt.

Dagegen scheint die Anämie infolge *Mangels an Methionin* vorzukommen (GAJDOS 1950). GAJDOS u. a. haben gezeigt, daß es Anämieformen gibt, welche durch isolierte Zufuhr von Methionin geheilt werden können. Diese Anämien sind meist normochrom und gehen mit Leukopenie und Thrombocytopenie einher. Auch hypochrome Formen wurden dabei gefunden, welche auf Eisen und andere antianämische Mittel absolut refraktär waren und nur auf lange Zeit fortgeführte Methioninmedikation ansprachen.

Die *Therapie der Eiweißmangelanämie*. Selbstverständlich ist hier eine reichliche Eiweißzufuhr in schweren Fällen, bei welchen eine orale Ernährung infolge der lädierten Funktion des Verdauungstraktes nicht mehr durchführbar ist, auch parenteral mit Aminosäuregemischen, die wichtigste therapeutische Maßnahme. Immer ist auf andere Mangelzustände zu achten. Deshalb sollte man bei ausgesprochener Hypochromie und Hyposiderämie Eisen geben, bei Makrocytose auch Vitamin B_{12} und andere Vitamine der B-Gruppe. Eine vernünftig aufgebaute, reichliche Ernährung wird die Eiweißmangelanämie bald bessern.

Literatur über Eisenmangelanämien und eisenrefraktäre hypochrome Anämien, Infektanämie und Eiweißmangelanämie

Alder, S., u. R. Herbst: Anämie und Zwerchfellhernie. Med. Klin. **1955**, 1170. — **Amato, H. H.:** Jectofer, Proceedings of a conference Worcester 1962, p. 33. Stockholm: Aska Sjödertälje 1964. — **Ashby, W.:** The life span of red blood cell: a resume. Blood **3**, 486 (1948). — **Badenoch, J., J.R. Evans, and W.C.D. Richards:** The stomach in hypochromic anaemia. Brit. J. Haemat. **3**, 175—185 (1957). — **Baird, I. McLean, O.G. Dodge, F.J. Palmer, and R.J. Wawman:** The tongue and oesophagus in iron-deficiency anaemia and the effect of iron therapy. J. clin. Path. **14**, 603—609 (1961). — **Baird, I. McLean, and D.A. Podmore:** Intramuscular iron therapy in iron-deficiency anaemia. Lancet **1954II**, 942—946. — **Baker, S.B., L. Goldberg, L.F. Martin, and J.P. Smith:** Tissue changes following injection of iron-dextran complex. J. Path. Bact. **82**, 453 (1961). — **Bauche, M.:** Il danno ematologico nei gastroresecati. Minerva med. **1952I**, 645. — **Begemann, H., W. Keiderling, u. F. Walter:** Der Einfluß der Folsäure auf die Eisenresorption. Klin. Wschr. **31**, 881 (1953). — **Bel André:** Les anémies hypochromes de l'adulte. Paris: Baillière & Fils 1959. — **Bernat, I.:** Ozaena — A manifestation of iron deficiency. Oxford-London-Edinburgh-New York-Paris-Frankfurt: Pergamon Press 1965. — **Bessis, M., u. G. Breton-Gorius:** Elektronenoptische Untersuchungen über Eisen beim Infekt. Berichtet in L. Heilmeyer, Störungen der Bluthämsynthese. Stuttgart: Georg Thieme 1964. — **Bessis, M., J. Breton-Gorius, et N. Barat-Savard:** L'ilot érythroblastique et la rhophéocytose dans l'anémie ferriprive. Rev. Hémat.

15, 233—240 (1960). — **Besta, B.,** e **S. Valenti:** L'anemia tubercolare: patogenesi, clinica e terapia. Minerva med. **1955,** 1037. — **Bilger, R.:** Die Siderocyten. In: Handbuch der gesamten Hämatologie, Bd. 1/1, S. 235. München: Urban & Schwarzenberg 1957. — **Böhnel, J.,** u. **A. Stacher:** Zur Behandlung von Eisenmangelanämien mit einer intramuskulär injizierbaren Eisen-Dextran-Komplex-Verbindung. Wien. klin. Wschr. **70,** 1003—1006 (1958). — **Boroviczény, K. G.:** Erythrocytometrische Mittelwertanalyse. Blut **9,** 85 (1962). — **Bothwell, T. H., B. Mallet, R. Oliver,** and **M. D. Smith:** Iron absorption. I. Factors influencing absorption. Brit. J. Haemat. **1,** 352 (1955). — **Brat, L.:** Loosersche Umbauzonen und essentielle hypochrome Anämie. Fortschr. Röntgenstr. **77,** 204 (1952). — **Brise, H.,** u. **L. Hallberg:** Iron absorptions studies II. Acta med. scand. **171,** Suppl. No 376, 1—73 (1962). — **Brüschke, G.:** Der Siderocyt. Berlin: Akad. Verlag 1962. — **Brumfitt, W.:** Primary iron-deficiency anaemia in young men. Quart. J. Med., N.S. **29,** 1—18 (1960). — **Burko, H., H. Z. Mellins,** and **J. Watson:** Skull changes in iron deficiency anemia simulating congenital hemolytic anemia. Amer. J. Roentgenol. **86,** 447—452 (1961).

Cappell, D. F., H. E. Hutchison, E. B. Hendry, and **H. Conway:** A new carbohydrate-iron haematinic for intramuscular use. Brit. med. J. **1954,** No 4899, 1255—1257. — **Casparis, Chr.:** Über eine familiäre Skeletveränderung mit Eisenmangelanämie. Inaug.-Diss. Zürich 1957. — **Courmoulis, M.,** u. **E. Gisinger:** Eisenmangel und Fettresorption. Wien. Z. inn. Med. **36,** 81—88 (1955).

Dameshek, W.: Primary hypochromic anemia. A new type of idiopathic anemia. Amer. J. med. Sci. **182,** 520 (1931). — **Davidson, L. S. P.,** and **H. W. Fullerton:** Chronic nutritional hypochromic anaemia. Edinb. med. J., N.S. **45,** 1 (1938). — **Davidson, W. M. B.,** and **J. L. Markson:** The gastric mucosa in iron-deficiency anaemia. Lancet **1955 II,** 639—643. — **Davis, L. R., R. H. Marten,** and **J. Sarkany:** Iron-deficiency anaemia in European and West-Indian infants in London. Brit. med. J. **1960 II,** 1426.

Fauvert, R., L. Hartmann, P. Guenin, et **L. Thibaut:** Le Retentissment hématol. des gastréctomies. L'anemie protéiprive. Sang **23,** 745 (1952). — **Fay, J., G. E. Cartwright,** and **M. M. Wintrobe:** Studies on free erythrocytes protoporphyrin. serum iron, serum-iron-binding capacity and plasma copper during normal pregnancy. J. clin. Invest. **28,** 487 (1949). — **Fiessinger, N.:** Les anemies erythroplasmatiques. Schweiz. med. Wschr. **75,** 861 (1945). — **Fischer, R.,** u. **F. Thedering:** Präoperativer Einsatz von Kobalt-Eisen zur Behandlung des larvierten Eisenmangels. Chirurg **26,** 371 (1955). — **Fisher, M.,** and **R. Biggs:** Iron deficiency in pregnancy. Brit. med. J. **1955,** No 4910, 385. — **Forshaw, J. W.:** Idiopathic hypochromic anaemia in males. Brit. med. J. **1954,** No 4893, 908. — **Foy, H.,** and **A. Kondi:** Anaemias of the tropics. Relation to iron intake, absorption and losses during growth, pregnancy and loctation. J. trop. Med. Hyg. **60,** 105 (1957).

Gajdos, A.: L'action antianémique de la methionine. Sang **21,** 471 (1950). — **Gisinger, E.:** Die Diagnose des Eisenmangels. Wien. Z. inn. Med. **34,** 395 (1953). — **Gisinger, E.,** u. **E. Mannheimer:** Ferrolactat als orales Eisentherapeuticum. Wien. med. Wschr. **1954,** Nr. 48, 962. — **Gisinger, E.,** u. **E. E. Reimer:** Zur Frage des Eisenmangels nach totaler Gastrektomie. Blut **1,** 250 (1955). — **Gleditsch, E.:** Pica in iron deficiency anemia. T. norske Laegeforen. **79,** 398—399 (1959). — **Glick, S.,** and **N. D. Ritz:** Hypochromic anemia secondary to leeching. New Engl. J. Med. **256,** 409—410 (1957). — **Göltner, E.:** Das Serumeisen bei Dauerblutspendern. Med. Klin. **54,** 351—353 (1959). — **Goldeck, H.:** Passagere und larvierte Sideropenien. Verh. dtsch. Ges. inn. Med. **58,** 719 (1952). — **Goldeck, H.,** u. **E. Gadermann:** Zum Eisenstoffwechsel nach Magenresektion. Ärztl. Wschr. **1954,** 39. — **Goldeck, H., D. Remy,** u. **H. Labhard:** Eisenmangel und Schwangerschaft. Dtsch. med. Wschr. **79,** 211 (1954). — **Goldeck, H., D. Remy,** u. **P. K. Pang:** Die diagnostische Bedeutung der Eisenresorption im oralen Belastungsversuch. Dtsch. Arch. klin. Med. **199,** 239 (1952). — **Gouttas, A., T. Dascalakis, H. Tsevrenis, F. Costeas, E. Vakrinos, H. Yadzidis** et **E. Antipas:** Le comportement du fer plasmatique au cours des anémies des gastrectomiées avant et après traitement. Verh. 5. Kongr. der Europ. Ges. Hämat. 1956, p. 125. — **Greif, St.:** Untersuchungen über die Messung des Erythrocytengesamtvolumens bei Eisenmangelzuständen. Med. Klin. **1954,** 1430—1432. — **Gsell, O.:** In: Hottinger, Gsell u. Uehlinger, Hungerkrankheit, Hungerschäden und Hungertuberkulose. Basel: Benno Schwabe & Co. 1948. — **Guest, G. M.,** and **E. W. Brown:** Erythrocytes and hemoglobin of the blood in infancy and childhood. J. Dis. Child. **93,** 486 (1957).

Haddow, A., and **E. S. Horning:** On the carcinogenety of an iron-dextrancomplex. J. nat. Cancer Inst. **24,** 109 (1960). — **Hagberg, B., G. Wallenius,** and **L. Wranne:** Latent iron deficiency after repeated removal of blood in blood donors. Scand. J. clin. Lab. Invest. **10,** 63—66 (1958). — **Hagedorn, A. B.:** The parenteral use of iron in the treatment of anemia. Proc, Mayo Clin. **32,** 705—711 (1957). — **Hansen, H. A.,** and **A. Weinfeld:** Hemosiderin estimation and sideroblast counts in the differential diagnosis of iron deficiency and other anemias. Acta med. scand. **165,** 333—356 (1959). — **Haschen, R. J.:** Exopeptidasen und Glutamat-Oxalacetat-Transaminase der menschlichen Erythrocyten bei Anämien. Acta biol. med. germ. **9,** 15—24 (1962). — **Hegsted, D. M., C. A. Finch,** and **T. D. Kinney:** The influence of diet on iron absorption. II. The interrelation of iron and phosphorus. J. exp. Med. 90, 147 (1949). — **Heilmeyer, L.:** Über die Pathogenese der echten Chlorose. Dtsch. Arch. klin. Med. 182, 150 (1938). ~ Die Chlorose in Band 2 des Handbuches der Inneren Medizin. Berlin: Springer 1941. ~ Hungerschäden. Med. Klin. 1946, 251. — **Heilmeyer, L., u. H. Begemann:** Blut und Blutkrankheiten. In: Handbuch der Inneren Medizin, Bd. 2, Berlin-Göttingen-Heidelberg: Springer 1951. — **Heilmeyer, L., R. Clotten u. L. Heilmeyer jr.:** Die Störungen der Bluthämsynthese. Stuttgart: Georg Thieme 1965. — **Heilmeyer, L., W. Keiderling u. F. Wöhler:** Der Eisenstoffwechsel beim Infekt und die Entgiftungsfunktion des Speichereisens. Dtsch. med. Wschr. 83, 1965 (1958). — **Heilmeyer, L., u. H. Koch:** Eisenstoffwechseluntersuchungen. I. Untersuchungen über die Eisenresorption unter normalen und pathologischen Verhältnissen. Dtsch. Arch. klin. Med. 185, 89 (1939). — **Heilmeyer, L., u. I. von Mutius:** Untersuchungen über die Herauslösung von Eisen aus Nahrungsmitteln durch Magensaft und Galle. Z. ges. exp. Med. 112, 192 (1943). — **Heilmeyer, L., u. I. Plötner:** Das Serumeisen und die Eisenmangelkrankheit. Jena: Gustav Fischer 1937. — **Heilmeyer, L., u. K. Plötner:** Eisenmangelzustände und ihre Behandlung. Klin. Wschr. 1936, 1669. — **Heilmeyer, L., u. F. Wöhler:** Über die Entgiftungsfunktion des Speichereisens. I. Mitt. Klin. Wschr. 39, 563 (1961); II. Mitt. Klin. Wschr. 39, 563 (1961). — **Heimpel, H.:** Noch nicht veröffentlichte Untersuchungen an der Med. Univ.-Klinik Freiburg i. Br. 1965. — **Heinrich, G.:** Die enterale Eisenresorptionsstörung nach Magenresektion. Chirurg 25, 490 (1954). — **Holländer, L.:** Zeitgemäße Sicherungen bei Spendern und Empfängern von Blutkonserven. Z. Präv.-Med. 4, 201—210 (1959). — **Holle, H., G. Heinrich, W. D. Heinrich, u. H. Sykosch:** Nachuntersuchungen über die Eisenresorption und Proteolyse des fundektomierten Magens. Ärztl. Wschr. 1955, 327.

Ikkalo, E., and M. Siurala: Gastric lesion in iron deficiency anaemia. Acta haemat. (Basel) 31, 313 (1964).

Jalili, M. A., and S. Al-Kassab: Koilonychia and cystine content of nails. Lancet 1959 II, 108—110. — **Janoff, A.:** The role of iron in macrophages. J. Theoret. Biol. 7, 168 (1964). — **Jasiúski, B., u. E. Diener:** Zur Frage der Häufigkeit des larvierten Eisenmangels bei Frauen, insbesondere bei Graviden und bei Wöchnerinnen. Gynaecologia (Basel) 133, 293 (1952). — **Jasiúski, B., u. O. Roth:** Larvierte Eisenmangelkrankheit. Basel: Benno Schwabe & Co. 1954. — **Jörgensen, G.:** Anämische Zustände bei Bauchwandbrüchen und intraabdominellen Verwachsungen. Ärztl. Wschr. 1953, 859.

Kaplan, E., W. W. Zuelzer, and C. Mouriquand: Sideroblasts: A study of stainable nonhemoglobin iron in marrow normoblasts. Blood 9, 203 (1954). — **Kautzsch, E.:** Zur Frage der oralen Eisenbelastungsprobe. Med. Welt 1961, 374—380. — **Keiderling, W., H. A. Schmidt, u. M. Lee:** Radioisotope in Klinik und Forschung, Bd. 2, S. 24. München u. Berlin: Urban & Schwarzenberg 1956. — **Kelley jr., M. L., V. W. Logan, and L. M. Christ:** Correction of the anemia of malabsorption syndrome (nontropical sprue?) by oral administration of cortisone and iron. N. Engl. J. Med. 252, 658 (1955). — **Kilpatrick, G. S., and R. M. Hardisty:** The prevalance of anaemia in the community. A survey of a random sample of the population. Brit. med. J. 1961 II, 778. — **Kümmerle, F.:** Zur Klärung der Anämie bei Zwerchfellhernien. Dtsch. med. Wschr. 1953, 487. — **Kuhus, W. J., C. J. Gubler, G. E. Cartwright, and M. M. Wintrobe:** The anemia of infection. XIV. J. clin. Invest. 29, 1505 (1950).

Lange, H. F., and Ö. Skjaeggestad: Iron deficiency anemia in old age. Acta med. scand. 162, 321—326 (1958). — **Lees, F., and F. D. Rosenthal:** Gastric mucosal lesions before and after treatment in iron deficiency anaemia. Quart. J. Med., N.S. 27, 19—26 (1958). — **Leibetseder, F., u. H. Kosanowski:** Das Eisenmangelsyndrom. Wien. klin. Wschr. 1958, 12—15. — **Lintzel, W.:** Neuere Ergebnisse der Erforschung des Eisenstoffwechsels. Ergebn. Physiol. 31, 844 (1929). — **Lundin, M., u. J. Fielding.** In: Amato, Jectofer Conferenz 1962, s. Amato.

Malwing, D., u. C. Friederici: Zur Behandlung der Eisenmangelanämien. Ärztl. Wschr. 15, 205 (1960). — **McCurdy, P., J. Fielding, and D. Ley:** In: Amato, Jectofer Conferenz 1962, s. Amato. — **Mitchel, J., E. R. Halden, F. Jones, S. Bryan, J. A. Stirman, and E. E. Muirhead:** Lowering of transferrin during iron absorption in iron deficiency. J. Lab. clin. Med. 56, 555—569 (1960). — **Mollison, P. L.:** Observations on cases of starvation at Belsen. Brit. med. J. 1946, 4435. — **Moore, C. V.:** The importance of nutritional factors in the pathogenesis of iron deficiency anemia. Scand. J. clin. Lab. Invest. 9, 292—304 (1957). — **Moore, C. V., W. M. R. Arrowsmith, J. J. Quilligan, and J. T. Read:** Studies in iron transportation and metabolism. I. Chemical methods and normal values for plasma iron and "easily split-off" blood iron. J. clin. Invest. 16, 613 (1937). — **Morawitz, P., u. G. Denecke:** Blut- und Blutkrankheiten. In: Mohr-Staehelins Handbuch der inneren Medizin, 2. Aufl., S. 1. Berlin: Springer 1926. — **Moseley, J. E.:** Skull changes in chronic iron deficiency anemia. Amer. J. Roentgenol. 85, 649—652 (1961). — **Mouriquand, Ch.:** Vitamin C et métabolisme du fer. Zit. bei A. Bel, Les anemies hypochromes de l'adult. Paris: Baillière et fils 1959. — **Muehlbauer, M., A. Kramer, and B. Epstein:** Primary jejunal ulcer: an unusual cause for severe anemia. Amer. J. dig. Dis. 21, 77 (1954).

Naegeli, O.: Blutkrankheiten und Blutdiagnostik, 5. Aufl. Berlin 1931. — Naiman, J. L., F. A. Ooki, L. K. Diamond, G. F. Vawter, and H. Shwachman: The gastrointestinal effects of iron-deficiency anemia. Pediatrics 33, 83 (1964).
Organisation mond. Santé Sér. Rapp, techn. No 182, 3 (1959). L'anémie ferriprive. Rapport d'un groupe d'étude. — Ott, W.: Die Schockgefährdung durch larvierten Eisenmangel. Helv. chir. Acta 22, 183 (1955). — Ott, W., u. B. Jasinski: Nachuntersuchungen zum Thema Dumpingsyndrom und larvierter Eisenmangel. Gastroenterologia (Basel) 82, 14 (1954). — Ott, W., u. W. Zingg: Ist das Ulcus pepticum jejuni immer die Folge einer zu wenig radikalen Magenresektion? Ärztl. Wschr. 1955, 533. — Owen, P. A.: The pathogenesis and treatment of iron deficiency anemia after partial gastrectomy. Acta chir. scand. 104, 206 (1952).
Petersen, H., u. H. Reinwein: Eine jahrelang therapieresistente hypochrome Anämie ungeklärter Ursache. Ärztl. Wschr. 1958, 326—330. — Plötner, K.: Renale Eisenausscheidung bei Eisenmangelanämien nach intravenöser Eisenbelastung. Kongreßverh. 5. Kongr. Europ. Ges. für Hämat. 1955. Berlin-Göttingen-Heidelberg: Springer 1956. — Pollycove, M.: Ferrocinetics: Techniques. In: W. Keiderling, Eisenstoffwechsel, Stuttgart: Georg Thieme 1959. S. 20. — Prasad, A. S., J. A. Halsted, and M. Nadimi: Syndrome of iron deficiency anemia, hepatosplenomegaly, hypogonadism, dwarfism and geophagia. Amer. J. Med. 31, 532—546 (1961).
Raimondo, F. di, u. M. Dibenedetto dell'Aquila: Veränderungen der Eisenresorption bei gesunden mit therapeutischen Dosen von Chloramphenicol behandelten Versuchspersonen. Ref. Kongr.-Zbl. ges. inn. Med. 155, 4 (1954/55). — Rainer, O.: Das ungesättigte Eisenbindungsvermögen des Serums und seine diagnostische Bedeutung. Wien. med. Wschr. 1958, 501 bis 505. — Rainer, O., u. S. Zollner: Die perorale Eisenresorption nach totaler Gastrectomie. Wien. klin. Wschr. 1955, 735. — Rasch, C. A., R. R. Cotton, R. C. Griggs, and J. W. Harris: The survivel of autotransfused G^{51} labeled erythrocytes in infants with severe iron deficiency anemia. J. clin. Med. 52, 938 (1958). — Rawson, A., and F. D. Rosenthal: The mucosa of the stomach and small intestine in iron deficiency. Lancet 1960 I, 730—731. — Rechenberger, J.: Über die Eisenbindungskapazität des Blutserums. III. Mitt.: Die Eisenbindungskapazität bei Blutungsanämien und chronischen Infekten. Dtsch. Z. Verdau.- u. Stoffwechselkr. 16, 162—169 (1956). — Reimann, F.: Wachstumsanomalien und Mißbildungen bei Eisenmangelzuständen (Asiderosen). Verh. 5. Kongr. Europ. Ges. Haemat. 1956, S. 546. — Reimann, F., F. Fritsch u. K. Schick: Eisenbilanzversuche bei Gesunden und bei Anämischen. II. Untersuchungen über das Wesen der eisenempfindlichen Anämien („Asiderosen") und der therapeutischen Wirkung des Eisens bei diesen Anämien. Z. klin. Med. 131, 1 (1937). — Reimann, F., u. S. Arkun: Die osmotische Resistenz der Erythrocyten bei den Asiderosen. Z. klin. Med. 151, 559 (1954). — Remy, D.: Aktuelle Probleme der Eisentherapie. Med. Welt 1961, 513 bis 515. — Remy, D., u. H. Zöckler: Medikamentöse Eisenprophylaxe bei Dauerblutspendern. Blut 2, 32—36 (1956). — Richmond, H. G.: Induction of sarcoma in the rat by iron-dextran complex. Brit. med. J. 1959, 947.
Sass, M. D., and P. W. Spear: Red cell transaminase levels in anemia. III. Acute and chronic blood loss. J. Lab. clin. Med. 58, 586—591 (1961). — Schmidt, M. B.: Der Einfluß eisenarmer und eisenreicher Nahrung auf Blut und Körper. Jena: Gustav Fischer 1928. — Schneider, W., G. Böwing u. I. Bennhold: Untersuchungen des Eisenhaushaltes von Blutspendern mittels peroraler Eisenbelastungen. Medizinische 1958, 1305—1309. — Schoop, W.: Mündliche Mitteilung 1964. — Schulten, H.: Über die essentielle hypochrome Anämie und verwandte Krankheitsbilder. Ergebn. inn. Med. Kinderheilk. 46, 236 (1934). — Seibold, M., A. Hannappel, H. J. Florian u. E. Schmid: Die Verbreitung von Eisenmangelzuständen bei der weiblichen Bevölkerung. Münch. med. Wschr. 1965, Nr. 17, 816. — Shahidi, N. T., D. G. Nathan, and L. K. Diamond: Iron deficiency anemia associated with an error of iron metabolism in two siblings. J. clin. Invest. 43, 510 (1964). — Skouge, E.: Klinische und experimentelle Studien über das Serumeisen. Oslo: H. J. Dybwad 1939. — Stern, P., R. Kosak, u. A. Misirlija: Beitrag zur Frage der Eisenresorption. Experientia (Basel) 10, 227 (1954). — Stich, W.: Mündliche Mitteilung. — Stott, G.: Anaemia in Mauritius. Bull. Wld Hlth Org. 23, 781 (1960). — Stransky, E., and D. F. Davies-Lawas: On iron deficiency anemia in infancy and childhood in the tropics. Ann. Paediat. 171, 139 (1948). — Summerskill, W. H. J., and A. S. Alvarez: Salicylate anaemia. Lancet 1958 II, 925—928.
Terrier, B.: L'atrophie caractéristique de la muqueuse buccale au début de l'anemie ferriprive. Praxis 44, 668—670 (1955). — Thedering jr., F.: Diagnose und Behandlung des larvierten Eisenmangels. Med. Klin. 1955, 1463—1467.
Uehlinger, E.: Pathologische Anatomie der Hungerkrankheit und des Hungerödems. In: Hottinger, Gsell u. Uehlinger, Hungerkrankheit, Hungerödem und Hungertuberkulose. Basel: Benno Schwabe & Co. 1948. — Undritz, E., and B. Fraenkel: The production of localised sarcomas in the rat by long term intramuscular injection of organic iron preparations in three dosages. Ciba-Iron-metabolism Symposion 1964, S. 448.

Ventura, S.: Il significato clinico della transferrina plasmatica IV. Haematologica 38, 425 (1954). — Ventura, S., U. Marmoni, G. Puricelli, L. Suardi, e G. Matioli: Studio analitico del ricambio del ferro in condizioni normali e patologiche. Ricerche cliniche condotte con l'ausilio del Fe[59]. III. Il ricambio del ferro nei pazienti affetti da anemia ferrocarenziale. Haematologica (Pavia) 42, 563—650 (1957). — Verloop, M.C., J.E.Th. Meeuwissen, and E.W.M. Blokhuis: Comparison of the iron absorption test with the determination of the iron-binding capacity of serum in the diagnosis of iron deficiency. Brit. J. Haemat. 4, 70—81 (1958). — Vries, S.I. de, and E. de Potter: Studies on iron metabolism in blood donors. Vox Sang (Basel), N.S. 3, 392—402 (1958).

Waldenström, J.: The incidence of "iron-deficiency" (Sideropenia) in some rural and urban populations. Acta med. scand. 170, 252 (1946). ~ Die Eisenmangelzustände und ihre Behandlung. Dtsch. Kongr. für Innere Medizin 70, 287 (1964). — Weissbecker, L.: Die Kobalttherapie. Dtsch. med. Wschr. 75, 116 (1950). — *Weltgesundheitsorganisation*, Bericht, s. Org. mond. Santé, Nr 182, 3 (1964). — Wintrobe, M.M.: Clinical Hematology. London: H. Kimpton 1961. — Wintrobe, M.M., and R.T. Beebe: Idiopathic hypochromic Anemia. Medicine (Baltimore) 12, 187 (1933).

Literatur über sideroachrestische Anämien

Andrée, R., S. Jacob, R. Malassenet, et J. Caroli: Anémie hypochrome avec hémochromatose. Normalisation du tableau hématologique par la pyridoxine. Neur. Rev. franç. Hémat. 1, 270 (1961).

Bell, R.E., and H.W. Shewchuk: Refractory normoblastic anemia with sideroblasts in the bone marrow. Amer. J. clin. Path. 35, 338 (1961). — Bernard, J., M. Bessis, M. Boivin, R. Malassenet, et J. Caroli: Anémie hypochrome hypersideremique sons Anomalie de l'Hémoglobine. Rev. Hémat. 15, 318 (1960). — Bernard, J., P. Lortholang, J.P. Lévy, M. Boiron, S. Najeau, et J. Tanzer: Les anémies normochromes sideroblastiques ferrimitives. Nouv. Rev. franç. Hémat. 3, 723 (1963). — Bessis, M., and J. Breton-Gorius: Iron metabolism in the bone marrow as seen by electron-microscopy. Blood 19, 635 (1962). ~ Elektronenoptische Befunde im Knochenmark bei Anaemia refractaria sideroblastica. In: L. Heilmeyer, Störungen der Bluthämsynthese, S. 94. Stuttgart: Georg Thieme 1964. — Bickers, J.N., L. Brown, and C.C. Sprague: Pyridoxin responsive Anemia. Blood 19, 304 (1962). — Birk, W., E. E. Reimer, u. G. Sutterlütti: Zum Erscheinungsbild der sideroblastischen Anämie. Wien. Z. inn. Med. 41, 143 (1960). — Bishop, R. C., and F. H. Bethell: Hereditary hypochromic anemia with transfusion hemosiderosis treated with pyridoxine. A case report. New Engl. J. Med. 261, 486 (1959). — Björkman, S.E.: Chronic refractory anemia with sideroblastic bone marrow; a study of 4 cases. Blood 11, 250 (1956). ~ Anaemia refractoria sideroblastica. In: Eisenstoffwechsel. (Festschrift für L. Heilmeyer.) Stuttgart: Georg Thieme 1959. — Bourne, M.S., M.W. Elves, and M.C.G. Israels: Familial pyridoxin responsive anaemia. Brit. J. Haemat. 11, 1 (1965). — Bousser, I., R. Zittoun et M. Guillerm: X. Congr. Soc. Europ. Hématologie, Straßburg 1965, Résumés p. 236. — Bowman, W.D.: Abnormal (ringed) sideroblasts in various haematologic and non hematologic disorders. Blood 18, 662 (1962). — Brain, M.C., and A. Herdau: Tissue iron stores in sideroblastic anaemia. Brit. J. Haemat. 11, 107 (1965). — Byrd, R.B., and T. Cooper: Hered. Iron-load.-anemia with second hemochrom. Rochester. Ann. intern. Med. 55, 103 (1961).

Cooley, T.B.: Severe typ of hereditary anemia with elliptrytosis. Amer. J. med. Sci. 209, 561 (1945). — Crosby, W.H., and T.W. Sheehy: Hypochromic iron loading anemia. Brit. J. Haemat. 6, 56 (1960).

Dacie, J.V., M.D. Smith, J.G. White, and D.L. Mollin: Refractory normoblastic anemia. A clinical and hematological study of seven cases. Brit. J. Haemat. 5, 56 (1959). — Dameshek, W., and M. Baldini: The Di Guglielmo-Syndrome. Blood 113, 192 (1958).

Erslev, A.J., A.A. Lear, and W.B. Castle: Pyridoxin responsive Anemia. New Engl. J. Med. 262, 1209 (1960).

Faber, S.: Zit. bei Björkmann in: Eisenstoffwechsel. (Festschrift für L. Heilmeyer.) Stuttgart: Georg Thieme 1959. — Fouts, P., O. Helmer, S. Lepkovs, and O. Jukes: Production of microcytic hypochromic anemia in puppies on synthetic diet deficient in rat antidermatitis factor (Vitamin B_6). J. Nutr. 16, 197 (1938). — Frerichs, H., u. K. Beck: Ein Beitrag zur Kasuistik der Vitamin B_6-empfindlichen sideroachrestischen Anämien. Med. Welt **1964**, 777.

Garby, L., S. Sjölin, and B. Vahlquist: Chron. refractory hypochromic anemia with disturbed haemmetabolism. Brit. J. Haemat. 3, 55 (1957). — Gardener, F.H., and D.G. Nathan: Hypochromic anemia and haemochromatosis. Response to combined testosterone, pyridoxine and liver extract therapy. Amer. J. med. Sci. 243, 81 (1962). — Gehrmann, G.: Pyridoxinmangelanämie beim Menschen. Folia haemat. West., N.F. 2, 225 (1958). ~ Das Pyridoxin-Mangelsyndrom beim Menschen. Ergebn. inn. Med. Kinderheilk. 19, 274 (1962). —

Gelpi, H.P., and **N. Ende:** A hereditary anemia with hemochromatosis. Studies of an unusual hemopathy resembling thalassaemia. Amer. J. Med. **25,** 303 (1958).
Harris, J.W., R. Whittington, R. Weisman, and **D.L. Horrigan:** Pyridoxin responsive anemia in the human adult. Proc. Soc. exp. Biol. (N.Y.) **91,** 42 (1956). — **Hayhoe, F.G.,** and **D. Quaglino:** Refractory sideroblastic anaemia and erythraemic myelosis: Possible relationship and cytochemical observations. Brit. J. Haemat. **6,** 381 (1960). — **Heilmeyer, L.:** Blut und Blutkrankheiten. In: Handbuch der inneren Medizin, Bd. 2. Berlin: Springer 1941. ~ Sideroachrestische Anämien. In: F. Linneweh, Erbliche Stoffwechselkrankheiten, S. 299. München u. Berlin: Urban & Schwarzenberg 1962. ~ New problems of sideroachrestic anemias. Proceedings of the IX. Congr. of the Internat. Soc. of Haematology, Mexico 1962, vol. 1. ~ Die Bedeutung der Sideroblasten. Zyto- u. Histochemie in der Hämatologie. 9. Freiburger Symposion. Berlin-Göttingen-Heidelberg: Springer 1962, S. 499. ~ Sideroachrestic Anemias. Proc. 9th Congr. europ. Soc. Haemat. Lisbon 1963. Basel and New York: S. Karger 1963, p. 240. — **Heilmeyer, L.** unter Mitarb. von **R. Clotten** u. **L. Heilmeyer jr.:** Die Störungen der Bluthämsynthese mit besonderer Berücksichtigung der sideroachrestischen Anämien und erythropoetischen Porphyrien. Stuttgart: Georg Thieme 1964. — **Heilmeyer, L., J. Emmrich, H.H. Hennemann, W. Keiderling, M.H. Lee, R. Bilger,** u. **H. Schubothe:** Über eine chronische hypochrome Anämie bei zwei Geschwistern auf der Grundlage einer Eisenverwertungsstörung (Anaemia hypochromica sideroachrestica hereditaria). Folia haemat. West, N.F. **2,** 1 (1958). — **Heilmeyer, L., J. Emmrich, H.H. Hennemann, M.H. Lee,** u. **R. Bilger:** Über eine neuartige hypochrome Anämie bei zwei Geschwistern auf der Grundlage einer Eisenverwertungsstörung. Vortrag auf der 12. Jahresverslg der Schweizer Hämatol. Ges. in Schaffhausen. Ref. Schweiz. med. Wschr. **1957,** 1237. — **Heilmeyer, L., W. Keiderling, R. Bilger** u. **H. Bernauer:** Über chronische refraktäre Anämien mit sideroblastischem Knochenmark (Anaemia refractoria sideroblastica). Folia Haemat. West, N.F. **2,** 1 (1958). — **Heilmeyer, L., W. Keiderling, H. Merker, R. Clotten,** u. **H. Schubothe:** Die Anaemia refractoria sideroblastica und ihre Beziehungen zur Lebersiderose und Hämochromatose. Acta haemat. (Basel) **23,** 1 (1960). — **Heilmeyer, L., H. Merker, E. Mölbert,** u. **M. Neidhart:** Zur Mikromorphologie der hereditären hypochromen sideroachrestischen Anämie. Acta haemat. (Basel) **27,** 78 (1962). — **Heilmeyer, L.,** u. **F. Wöhler:** Drawing of iron in hemochromatosis by means of desferrioxamine. Freiburg. med. Res. **1,** 61 (1962).
Larizza, P.: Contributo alla conoscenza dell' anemia sideroachrestica idiopatica non ereditaria (anaemia refractaria sideroblastica). Haematologica **47,** Suppl., 249 (1962). — **Larizza, P.,** and **F. Orlandi:** Electron microscopic observations on bone marrow and liver tissue in non-hereditary refractory sideroblastic anaemia. Acta haemat. (Basel) **31,** 9 (1964). — **Leeming, J.H.,** and **J.F. Wilkinson:** Hypochromic anaemia in an adult responding to pyridoxine hydrochloride. Clin. Res. **7,** 208 (1959). — **Losowski, M.S.,** and **R. Hall:** Hereditary sideroblastic anemia. Brit. J. Haemat. **11,** 70 (1965). — **Lüdin, H.:** Hb-Symposium auf der europ. Haematologentagg, Wien 1961. In: Haemoglobin-Colloquium. Stuttgart: Georg Thieme 1962.
MacGibbon, B.H., and **D.L. Mollin:** Sideroblastic anaemia in man: Observations on seventy cases. Brit. J. Haemat. **11,** 59 (1965). — **Maier, C.:** Megaloblastäre Vitamin-B_6-Mangelanämie bei Hämochromatose. Schweiz. med. Wschr. **87,** 1284 (1957). ~ Anaemia refractoria sideroblastica. Schweiz. med. Wschr. **89,** 1061 (1959). — **Mallarmé, J., M. Bessis, A. Gajdos, Mm. Gajdos-Török, P. Boirin,** et Mm. **Nicolo:** Un cas d'anémie hypochrome hypersidérémique non thalassémique. Sang **31,** 757 (1960). — **Medal, L.S., J. Elizondo, J.T. Gallardo,** and **C. Gittler:** Pyridoxine responsive anemia. Report of 2 cases in brothers and a review of the literature. Blood **17,** 547 (1961). — **Merker, H.:** Cytochemische Beobachtungen bei Erythropathien unter besonderer Berücksichtigung von Glykogen und freiem Eisen. Schweiz. Haematologentagg Solothurn 1961. — **Merker, H.,** u. **H.J. Krauss:** Über die diagnostische Bedeutung von Sideroblasten, Perjodsäure-Schiff-positiven Erythroblasten und eisenspeichernden Reticulumzellen bei verschiedenen Anämien. Inaug.Diss. H.J. Krauss Freiburg 1964. — **Mills, H.,** and **S.P. Lucca:** Familial hypochromic anemia associated with post splenectomy erythrocytic inclusions bodies. Blood **4,** 891 (1949). — **Mollin, D.L.:** Sideroblasts and sideroblastic anemia. Brit. J. Haemat. **11,** 41 (1965).
Poppen, K.J., C.D. Greenberg, and **J.F. Rinehart:** The blood picture of pyridoxine deficiency in the monkey. Blood **7,** 436 (1952).
Reimann, F., G. Erdogan et **Y. Tangün:** X. Congr. Soc. Europ. Hématol. Strassbourg 1965, Résumés p. 167. — **Rozman, C., H.S. Woessner, J.M. Masriera,** u. **A. Codina-Puigros:** Anaemia refractaria sideroblastica. Acta haemat. (Basel) **26,** 194 (1961). — **Rundless, R.W.,** and **J.F. Falls:** Hereditary (sex-linked) anemia. Amer. J. med. Sci. **211,** 641 (1946).
Spencer, S., O. Raab, A. Haut, G.E. Cartwright, and **M.M. Wintrobe:** Pyridoxin responsive anemia. Blood **18,** 285 (1961). — **Stacher, A.:** Die sideroachrestischen Anämien. Wien. Z. inn. Med. **45,** 490 (1964). — **Steiner, M., M. Baldini,** and **W. Dameshek:** Abstracts X.

Congr. of the internat. Soc. of haematology, Stockholm 1964, vol. 12. — **Synderman, E., R. Carreter,** and **L. M. Holt:** Pyridoxin deficiency in the human being. Fed. Proc. **9,** 37 (1950).

Verloop, M.C.: Zur Differentialdiagnose der essentiellen sideroachrestischen Anämien unter Berücksichtigung cytochemischer Befunde. Symposion der Zyto- und Histochemie in der Hämatologie, Freiburg 1962. Berlin-Göttingen-Heidelberg: Springer. — **Verloop, M.C., M. Bierenga,** and **A. Diezeraad-Njoo:** Primary or essential sideroachrestico anaemias; Pathogenesis and therapy. Acta haemat. (Basel) **27,** 129 (1962). — **Verloop, M.C., J.T. Panders,** u. **C.C. Bos:** Die sideroachrestischen Anämien. Kongreßverh. Dtsch. Kongr. für inn. Med. Wiesbaden 1964, S. 293. — **Verloop, M.C., W. Ploem,** and **J. Leunis:** Hereditary hypochromic hypersideraemic anaemia. In: Iron Metabolism-Ciba Symposion. Berlin-Göttingen-Heidelberg: Springer 1964, p. 376. — **Verloop, M.C.,** and **W. Rademaker:** Anemia due to pyridoxine deficiency in man. Brit. J. Haemat. **6,** 66 (1960). — **Verwilghen, R., G. Reybrouk, L. Callens,** and **J. Cosemans:** Antitubercuolus drags and sideroblastic anaemia. Brit. J. Haemat. **11,** 92 (1965). — **Veyrat, R.,** et **P.A. Maurice:** Anémie hypochrome mégaloblastique grave avec hypersiderémic et hémochromatose, corrigée par la pyridoxine. Schweiz. med. Wschr. **1961,** 1215. — **Vuylsteke, J., M.C. Verloop,** and **A.C. Drogendijk:** Favourable effect of pyridoxine and ascorbic acid in a patient with sideroblastic anemia refractory and haemochromatosis. Acta med. scand. 169, 113 (1961).

Wintrobe, M.M., R.H. Follis, M.H. Miller, H.J. Stein, R. Alcayaga, S. Humphreys, A. Suksta, and **G.E. Cartwright:** Pyridoxine deficiency in swine, with particular reference to anemia, epileptiform convulsions and fatty liver. Bull. Johns Hopk. Hosp. **72,** 1 (1943).

If you have any concerns about our products,
you can contact us on
ProductSafety@springernature.com

In case Publisher is established outside the EU,
the EU authorized representative is:
**Springer Nature Customer Service Center GmbH
Europaplatz 3, 69115 Heidelberg, Germany**

Printed by Libri Plureos GmbH
in Hamburg, Germany